SEIKO ITO × GAINEN HOSHINO

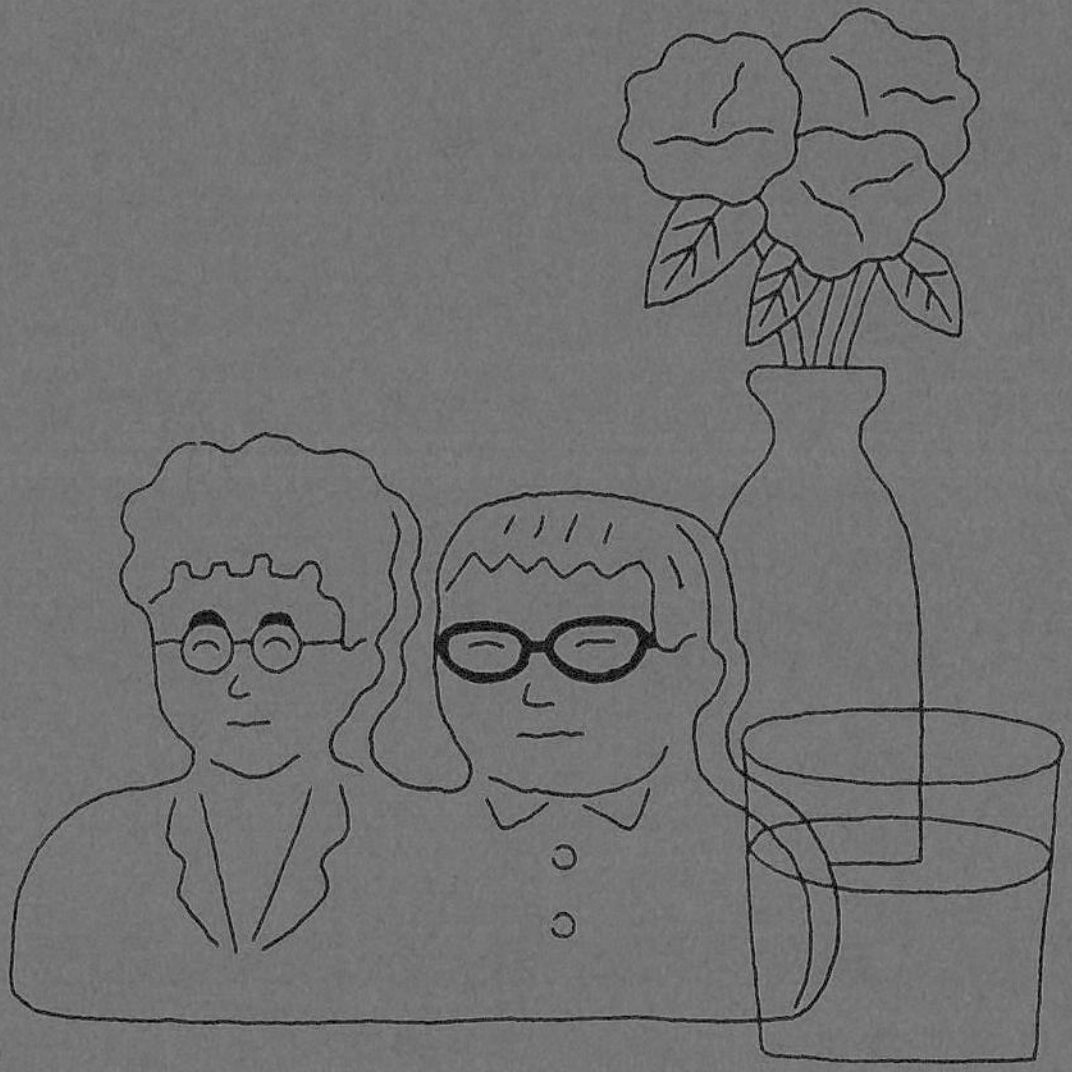

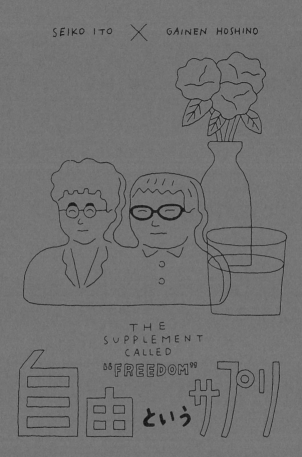

THE SUPPLEMENT CALLED "FREEDOM"

自由というサプリ

LITTLE MORE

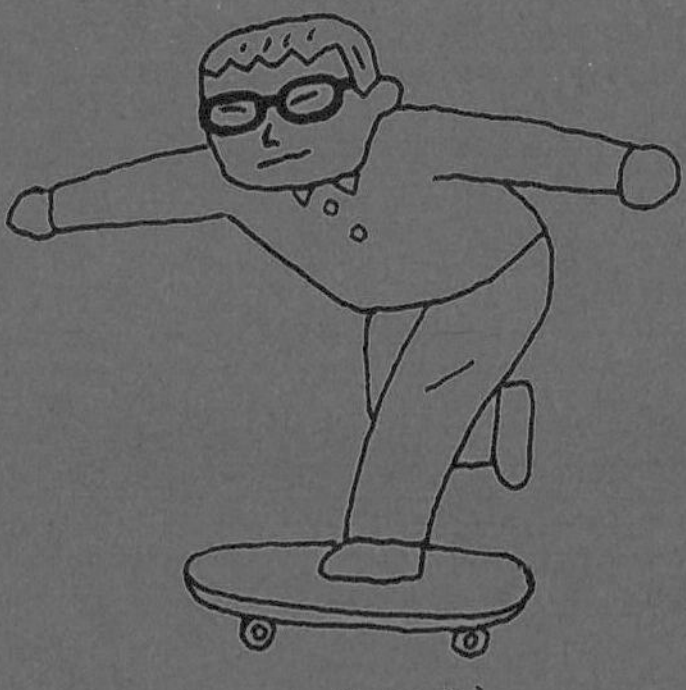

いとうせいこう

作家 クリエイター

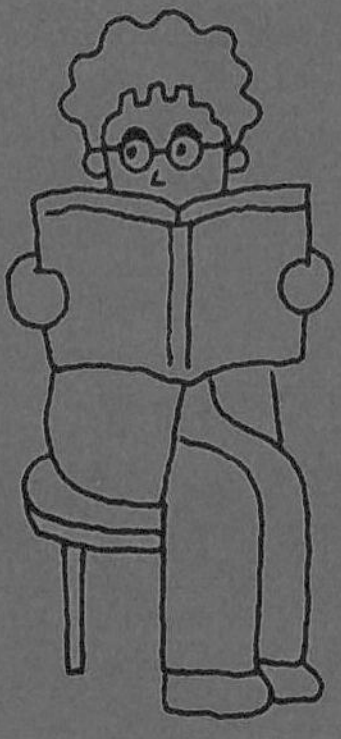

星野概念

精神科医 ミュージシャン

自由というサプリ

続・ラブという薬

その1〜4は、青山ブックセンター本店で2018年11月〜19年6月に行われた4回のトークショウ「青山多問多答」がもとになっています。その5は語り下ろしです。

精神科医の星野さんとその患者であるいとうさんによる、世にも珍しい対談本。それが『ラブという薬』だったわけですが、まさかお二人が定期的にトークイベント「青山多問多答」を開催し、それをまた本にするとは思ってもみませんでした。最初からハッキリとした計画があったのではなく、「みんなで集まりたいな〜」とか「またやりたいな〜」といった、そのときそのときの素直な気持ちの積み重ねによって、この続編は生まれました。なんともゆるい展開ですが、ゆるさの中から、はっとするような発見が飛び出したり、なんだかジーンとしてしまうようなことが起こったり……それをこうしてお届けできることになり本当に嬉しいです。

『ラブという薬』では裏方（構成担当）に徹していたのですが、多問多答では、司会進行として登壇することになりました。その関係で「はじめに」も書かせてもらいました。みなさま、どうぞよろしくお願い致します。

トミヤマユキコ

『ラブという薬』が出版されてから約2年。僕は相変わらず日々精神科診療に勤しんでいます。関われば関わるほど、福祉や精神医療の目的は、その人がなるべく楽に生きるための作戦を、その人とともになんとかして編み出すことだという気持ちが強くなります。すべての人に当てはまるマニュアルはもちろんありません。人によっては、精神医学の専門知識に基づく「治療」よりも、たとえば食事や体操などの「養生」を必要としている人もいて、身につけたい知識や技はキリがありません。そして、仮に僕がそれらをすべて身につけたとしても、きっとどうにもできないものがあります。それは孤独です。人には、「ここにいると一人じゃない感じがして少し安心」とか、「一人でも、これをしていると楽しくて気分が軽い」とか、孤独を緩和する「心の居場所」が必要だと思います。それはたとえば、友人との雑談とか、趣味の場とか、何かが明確に得られるわけではないけれど、実はとても大切なゆるく曖昧な場であることが多いような気がします。僕は、「多問多答」が始まったとき、来る人にとって、そして自分にとって、そんな寄合所のような場所になればいいなぁと考えていました。ゆるく、ゆったりした時をともにすることで、心が温泉につかるようにほぐれることもあるかもしれません。実用的な部分はたぶんほとんど見出せないこの本ですが、読んでくださる人のひとときの「心の居場所」になることを願います。

星野概念

まあそういうわけで（どういうわけだかよく知らないけど）、精神医学をちょっと中心にした系の、のんびりしたおしゃべりがまた本になるようです。

イベント開催地である青山ブックセンターにはわがまま聞いてもらって本当に申し訳ない&ありがとう！　とまず言いたい。フツーありますか？　最初は刊行記念イベントなのでいいとして、それをもっとやりたいから場所をあけてほしいとか、ZINE《ジン》を作るからついては投稿のための段ボール箱を店内に置かせてほしいとか。よく許してくれました。唯一、煮炊きは禁止されましたけどね。

ま、それもこれも結局は集まってくれた誰だかわからない連中のおかげなんですね。これこそ「マルチチュード」ってやつなんじゃないかと思います。なんかマルチチュードって結局は社会的意識が感じられるんだけど、ここではそれがよくわからない。でも、わからないからないわけでもない。

つまり、我々はみんなで無意識を醸成したんじゃないか。

で、それが本になったので、他にも無意識に寄り道したい人はこれを読んで気楽にね。

いとうせいこう

その1 「ラブ」ってなんだろう?

『ラブという薬』刊行10ヶ月後の記念イベント

いとう　いとうです、よろしくお願いします。そして、俺の主治医でバンド□□□《クチロロ》でサポートギターもしてくれてる、星野くんです。

星野　星野概念です。精神科医で病院に勤めています。今日はよろしくお願いします。

いとう　『ラブという薬』を出してもうすぐ1年？　それにしてもいい本が出ちゃったねえ。

トミヤマ　結構珍しいと思うんですよね。出版されてこれだけ時間が経ってるのにトークイベントやるのって（刊行は18年2月）。

いとう　まずやらないよね。レコ発だってそう。レコードを発売して10ヶ月も経ってから、いきなりイベントやらないもの。

星野　たしかにそうですね。

いとう　そんなの変でしょ。でも、この本だと「らしい」っていう感じがする。まあ、ほんとは、他の本だって、いつイベントやってもいいんですよ。よく考えたら、ダメだっていう法律なんかないんだから。

星野　ダメそうな雰囲気だけど、ダメじゃないものって、たくさんありますもんね。

いとう　そうそう。勝手に決めてるだけなんだよね。

星野　なんか、決められてるとか、縛られてるとか思いきや、実はそうじゃないことって、たくさんある気がします。

答えが出ない（かもしれない）お悩み相談

星野　今日このイベントは「青山多問多答」と名づけられていて、みなさんからお悩み相談も受けつけたんです。

いとう　変な熱気があるね。

星野　ありがたいことに満員御礼です。みなさんにお悩みや質問を書くための用紙をお配りしたんですけど。

いとう　やたら書いてるんだから。

お客さん　（笑）

星野　いやいや、書いてくださいって言ったのこっちですから。

いとう　そりゃあ言ったけどね。びっしり埋まってるんだから、すごいよ。

星野　たぶんですけど、僕らのことだから、お悩みの答えはなかなか出ないと思うんですよ。理想としては、僕の敬愛する精神科医・神田橋條治先生言うところの「脳が忙しくなる」感じかなって。みんなでいろいろ考えて、脳が忙しくなって、帰る、みたいな。脳が忙しくて今夜は眠れない、というのがいいなと思ってます。

いとう　眠れないの!?　やばいじゃない！

お客さん　（笑）

二人の距離。診察で、トークで

星野　僕、こんな大人数の前でただ喋る経験って、あんまりないんですよ。

いとう　そうだっけ？

星野　ええ。だから今どっちに向いたらいいかもわからない（笑）。普段いとうさんとはこれくらいの距離でお話ししてるじゃないですか（少し離れる。椅子4つ分くらいの距離）。あ、もうちょっと離れてますかね（さらに離れる）。

いとう　えっ、そんなに離れてるっけ？　俺はもうちょっと近い気がしてた。

星野　それはね、いとうさんがどんどん寄ってくるんです。

いとう　ああ、言いたいことがあるからね。

星野　そうです。僕は、ある程度距離があって、話す人の全体が見えたほうがいいかなと思うタイプで。

いとう　足の先で何かを主張している場合もあるもんね、イライラしてたりさ。

星野　そうですそうです。『ラブという薬』にも出てきましたけど、ノンバーバル（非言語）なのって大事だと思うので、わりと離れて話をするようにしてるんですけど、ときどき、いとうさんみたいにグイグイと……。

いとう　ははは！　ダメだったのか！

星野　いや、ダメじゃないですよ。こういう距離でお話しされる方なのか、ってわかるので。

いとう　グイグイいくのが俺のスタイルだから。しかも、俺の場合、話したいことが「今日は苦しくて……」っていう話じゃないわけよ。「こないだ星野くんのエッセイ読んだんだけどさあ」みたいな話をしたいわけ。

星野　最近はそういう話が多いですね。じゃあ今日はいとうさんが寄ってきてるバージョンでやりましょうか（再び椅子を移動）。ああ、これくらいの距離だと、ピンバッチに

「PAN!」って書いてあるのとか、はっきりわかりますね。

いとう　これね、パン！ってはじけてるんだよ。いいでしょう。

星野　ふふ、いろいろ見えてきます。

星野さんの異動の理由

いとう　星野くんは、最近病院を移ったんだよ。それで患者の俺も一緒に移ったんだけど、そもそも、どうして移ることになったの？

星野　えっとですね、僕は大学の医局に所属しているので、自分の本丸は大学病院なんですよ。その本丸が、いろんな地域にある関連病院に人材を送り込むわけです。

いとう　じゃあ星野くんは、関連病院Aから、関連病院Bに移った？

星野　そうですね。命じられまして。だいたい2、3年に1回は異動があるんです。

いとう　そうなんだ。癒着が起こるからかな……？

星野　癒着（笑）。誰と誰のですか？　そんなドラマティックな話じゃなくて、なんとなく関連病院を循環して、ときどき大学病院に戻るんです。

いとう　へえ、それはいろんなタイプの病院で経験を積むためなの？

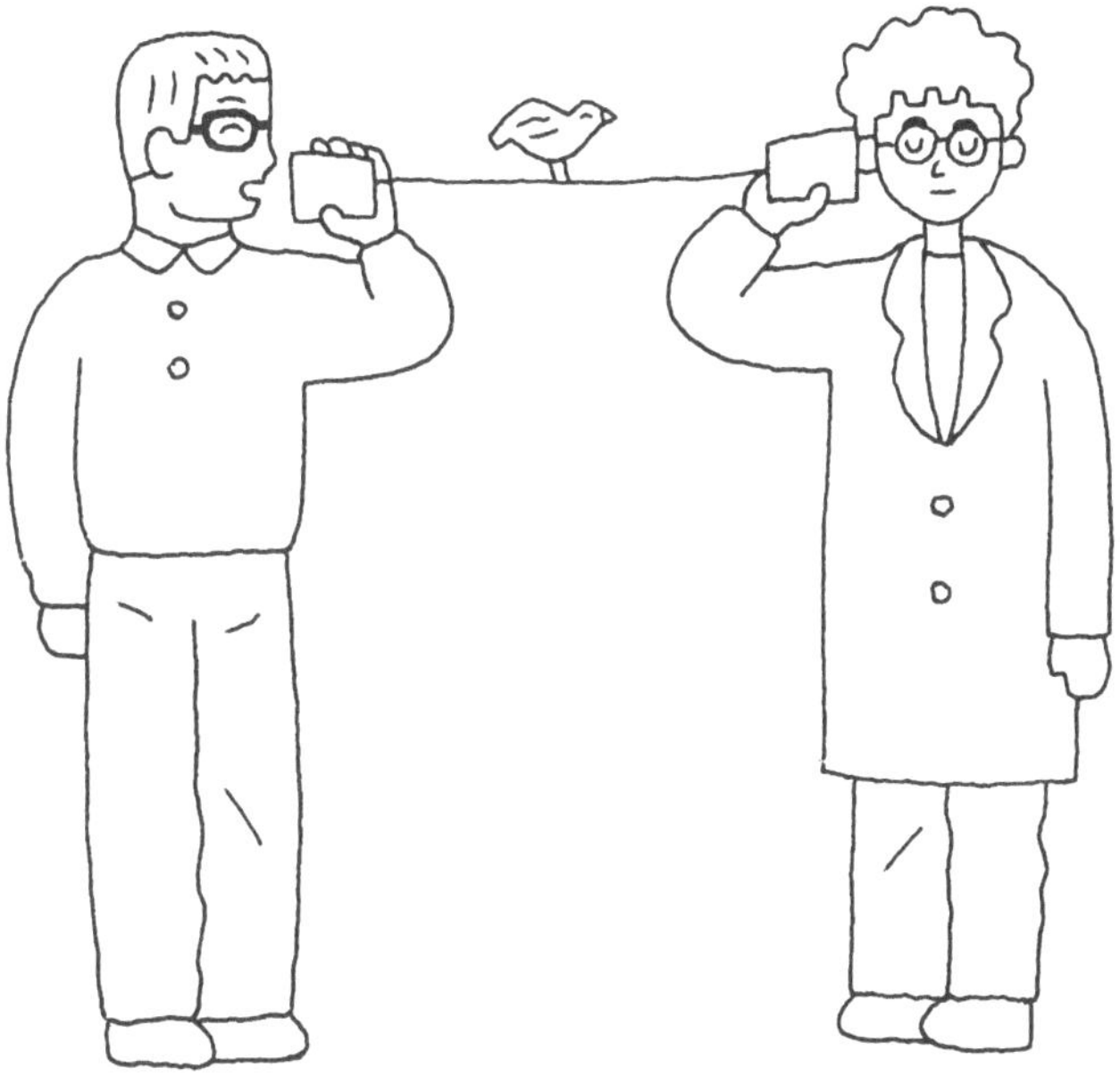

星野　それもあると思います。今回の異動は、今の病院の部長が師匠なので「おまえ、来いや」みたいに電話で言われて。

いとう　怖いなあ（笑）。

星野　姫路の出身で、ゴリゴリの関西弁なんですよ。「もうそろそろええやろ、来いや」って。

いとう　もうそろそろええやろって、なんなんだよ。

星野　わかりましたって答えるしかないですよね。「おまえがどないなっとるか、楽しみなもんやな」とか言われて。

いとう　喧嘩の腕を見るみたいな言い方じゃないか。

星野　すごく優しい先生なんですけどね（笑）。

星野さんの病院の気になる形

いとう　異動の経緯はよくわかった。でさ、今の病院に通いはじめて思ったんだけど、なんか、入院患者さんが結構近くにいるよね？

星野　ああ、それはそうですね。前に勤めていた病院は、「基幹病院」と呼ばれるところで、精神科の病床は、50床くらい。急性期〈※1〉の患者さんにある程度の治療をしたら、長めに入院できるところに転院していただく、という病院だったんです。今の病院は、基幹病院から患者さんが転院してくる側の病院で、精神科の病床は4フロア、150床あるんですけど……って、こんなに細かく説明してもしょうがないか（笑）。

いとう いやいや、教えてよ。みんなどんなところか知らないからさ。

星野 わかりました。それで2階にある外来の待合室の目の前が、急性期病棟の入り口なんですよね。古い病院だからか、なぜかそういう作りになっていて。

いとう その入院病棟の入り口が曇りガラスで、なんとなく患者さんの様子がわかっちゃうんだけど、結構激しいいんだよ。俺も最初は「ああ、すごく出たいんだろうなあ」とか思いながらドキドキしてたけど、このごろはもうすっかり慣れた。

星野 急性期病棟は、いきなり大きい声を出しちゃう方とかもいらっしゃるので、まあまあ激

〈※1〉病気や怪我の症状が急激に現れたり変化したりする時期のこと。精神科領域だとたとえば、嫌な声がたくさん聞こえてくるとか、狙われている感じがするとか、とんでもなく絶望的な気持ちになるなどが理由で、冷静さを保てず、自分や他人を傷つけてしまう危険性が高いときなどが急性期と言えます。非常に不安定な時期なので早期介入を要するわけですが、入院治療に伴う隔離や拘束、電気けいれん療法（P185）など、強制的と言っても過言ではない行為と切り離すのが非常に難しい場合もあるのが現状です。フィンランドの西ラップランド地方で生まれた「オープンダイアローグ（P69）」では、精神疾患の急性期に、入院治療や薬物療法をできるだけせず、必要であれば毎日でも対話を続けます。日本ではまだ十分な実践には至っていませんが、精神医療の強制性がなくなることが必要だと僕は思うので、広がっていくとよいと思っています。（星野）

しい感じはしますよね。

いとう　うん。「大変そうだな」とは思うね。

星野　なんであそこに外来の待合室作ったんだろうなあ。

いとう　外来の待合室って、今まさに弱ってる状態の人がほとんどだから、病棟のほうから「出してくれー」とか言ってるのが聞こえると、なんか気持ちが引っ張られちゃうよね。俺も最初はそれがきつかった。

星野　あの曇りガラスのドアを開けてすぐのところに、電話をかけられる場所があって、そこにずっと陣取ってるおじさんがいるんですよ。その方は入院期間が長いので、状態はわりと落ち着いているんですけど、ときどき「気合いを入れる」みたいなのがあって、「ウッ！」とか言うんです。

いとう　いいね、マンボだね、マンボ。パラダイス山元感があるよ。

星野　パラダイスさんはいいタイミングで、「ウッ」って言いますけど、おじさんは完全に自分のタイミングで言いますから。食事のカートが病棟に入るとかで、ドアが開いた瞬間にいきなり「ウッ！」って言うと、外来の方がそれを聞いてすごい心配するんです。

いとう　そりゃそうだよね。それはしょうがない。いろんな人がいるなあ。まあ俺も、患者なのにサイン求められたりして、ちょっとおかしなことになってるんだけど……。

星野　ああ（笑）。

いとう　星野くんのところに行くでしょ、そうすると、『ラブという薬』を買ってくれた病院のスタッフが3人くらい来て「サインしてもらえますか?」って。患者がサインしてるのって、すごく不思議な絵だよ。でも嬉しいんだよ。精神科で働いている方々が俺たちの本を読んでくれているっていうのは、心強いものがあります。

星野　同業者が読んでるのは、とても嬉しいですね。あれは一般書なので、精神科に対してみんなが感じている気後れがちょっとでもなくなったらいいなあ、と思ってて。だから同業者ではない僕の知人友人が、そういう風に感じてくれたと聞くのも本当に嬉しいんです。あと、接客業をしている人が、コミュニケーションの参考になったと言ってくれたりとか。いろんな引っかかりがある本になったのはよかったです。

精神科は手段のひとつ

星野　本の中で、認知行動療法のエッセンスみたいなものはちょっと話しましたけど、基本的には、二人でただ話してるだけっていうか、大したこと言ってないじゃないですか。

いとう　うん。何ひとつ決めつけてないしね。

星野　ええ、なんのハウツーもないと思うんです。そういう意味では、ものすごく曖昧な本なんですけど、その曖昧さゆえに「きつい現実が少しゆるい現実になる」みたいな、ちょっとした心の居場所を読者に持ってもらえたような気がします。

いとう　「こうすれば治る！」とか、一切ないもんね。

星野　ないですね。「辛い気持ちなら精神科。行ってみよう」って見出しには書いてありますし、対話の中でもそういうことは言ってますけど、精神科に行けばなんでも解決するぞ、桃源郷があるぞ、っていう話ではないので。

いとう　変に期待感が増しちゃうと困るもんね。

星野　はい。精神的な問題を抱えた当事者がそういう見出しをぱっと見たときに、「いやいや、自分は精神科に行ってひどいこと言われたよ」とか「医者に話を聞いてもらえないまま薬漬けにされてるんだけど」と感じてしまうことはあると思うんですよね。だから、精神科に行けばすべて解決すると誤解させてしまうようなアウトプットになってないといいな、っていう思いがあって……って、僕、一人でめちゃくちゃ喋ってますけど、大丈夫ですか？　不安なんですが。

いとう　不安になるのおかしいでしょ。俺がちゃんと聞いてるじゃない。

星野　まぁそうなんですけど。でも、さっきも言いましたが、僕、人前でこんなにいっぱい喋ることってないんですよ。普段は聞く側なので。「なんなんだあいつ、長々と喋りゃがって」って思われてないかな……。

いとう　そんなこと思われないでしょ、著者なんだから。

星野　そうですか。なんかほんとにすみませんって感じになってしまうんですけど、話を戻しますと、この本を作る前から、精神科に行こうという提案が唯一無二の正解ではないよなと感じていて。精神科って、いいところばかりじゃない、っていう反応も少なからずあるわけですから。それはそうだよなって思いますし。

いとう　ヤブ医者みたいなのに当たっちゃうこともあるよね。

星野　たしかに、初めての受診でも十分に話を聞かずに、薬をどんどん処方するような場所がないとは全然言えません。いい受診先――具体的には、相性が合う先生やカウンセラーがすでにいる方はいいでしょうし、病院じゃなくても、馴染みのバーとかなんでも話せる仲間がいる方はいいと思うんですよ。でも、そういうのが全然なくて、自分の辛さを無意識的にしまっちゃう方もいるんですよね。

いとう　自分でも気づかないうちにね。

星野　「抑圧〈※2〉」って言うんですけど、自分が辛さをしまっていることに気づいていないので、なんかよくわかんないけどモヤモヤするとかイライラするという形で症状が出てくる。社会生活はふつうに送れているから、まあ大丈夫だろう、でも、なんか辛いし、しかも

いとう　それについて話せる場所もないと。

星野　発散する場所がないわけだ。

いとう　はい。たとえば男性で、奥さんも子どももいて、会社でもある程度の地位を築いて「あの人はなんの問題もないよね」みたいな感じの人でも、何か抱えているかもしれないじゃないですか。

星野　いるだろうね、そういう男性。

いとう　家に帰っても奥さんが話を全然聞いてくれなくて、ひたすらヨガやってるとか。家族が見向きもしてくれないって、結構ありそうじゃないですか。そういう人って、他人から見れば恵まれていて、全然孤独じゃなさそうですけど、中身を見てみると、完全に孤独だと思うんですね。で、僕はそれを少しでも解消する場所のひとつとして、精神科がありますよ、あんまりかまえないで行ってみるのもいいんじゃないですか、という気持ちだったんですけど、きちんと説明しきれてなかったんじゃないかなあ、と心残りで……。

星野　いや、それは本に書いてあったよ。

お客さん　(笑)

いとう　えっ、そうですか(笑)。

星野　ここに書かれていることだけが解決策ってわけじゃないよっていうのは言ってるよね。

いとう　こういう本って過剰に期待されてしまったりするから、それはある程度、引き受けながらかわしていくというか。俺たちが話してるのは、ワンノブゼムですよ、解決策の。

星野 そうですね。

いとう 人によっては、読んだところで何も解決しないかもしれない。でも「うまくいくかわかりませんけど、解決に向けて一緒に歩いてみましょう」って言ってくれる人がいるのと、一人でわけもわからずモヤモヤしているのは、全然違うじゃない。

星野 違いますねそれは。

いとう でさ、あの本は対話の形式を採ってるでしょ。それがよかったと思うんだよ。読者は俺らが話してるのを覗いてるみたいなもんじゃない。その距離感がいいんじゃないかなと。

星野 そうですね。僕一人で書いていたら、もうちょっとちゃんとしたこと書かなきゃいけない、みたいな感じになっていたかも。

いとう 辛いときはこうしましょう、みたいに書きたくなったりね。

〈※2〉人は、辛くなりすぎないように、自分の持つ不安や抑うつ、罪悪感や恥など不快な感情の体験を生じさせる記憶やイメージや観念を弱めたり、置き換えたり、認めないことで避けたりなど、様々にコントロールします。これは、無意識的に行われるので、自分でも気づかない心理的作用であると考えられています。自分の心理的な安定を保つためのこれらの作用をまとめて「防衛機制」と言います。精神分析の創始者ジークムント・フロイトの末娘であるアンナ・フロイトが考えた用語です。「抑圧」は「防衛機制」の中でも最も基本的なものです。コントロールすべき記憶やイメージや観念を、意識から締め出して、無意識の領域にしまっておくことを言います。（星野）

星野　対話の形にしたことで、それがなくなって、なんというか、隙ができましたよね。

いとうさんは睡眠も改善（アプリのおかげ？）

星野　これまでのいとうさんのパブリックイメージって、パキッとしてるっていうか、しっかりしてるっていうかね。

いとう　ええ。実はパキッとしてないよ、ってことを言いたいんじゃないんですけど（笑）。

星野　ふふふ。別に言ってもいいけどね。

いとう　いとうさんって、いろいろな分野での業績があるので、パキッとした「すごい人」みたいなイメージがあったのが、あの本では、魚を育てるアプリで遊んでたりとか、すっかりお尻が出ちゃってる。

星野　（笑）

お客さん　じゃっかん脇が甘いというか、安心感があって。それが、読者のみなさんにとっては、ちょっとした心の居場所になっている。それはすごくよかったと思っています。

星野　俺ね、魚のアプリはもうやってないんだよ。魚を何十匹も海に放しているうちに、「これ、放すだけか……あんまり達成感ないな」ってなっちゃって、今、毎日ちゃんとやってるアプリはね、睡眠〈※3〉の状態を記録してくれるアプリ。8時に起きたいってときには、7時半から8時の間で一番眠りが浅いタイミングを見つけて音楽を鳴らしてくれるから、スーッと起きられるの。いびきとかも自動録音してくれてさ。

星野 それは便利そうですね。

いとう それを4ヶ月くらい続けた結果、気づいたことがあって。俺って、一日平均8時間半くらい寝てるんだよね。でも世間からは寝てないやつだと思われてるわけ。ものすごくいろんなことやっていて、忙しい人だから、寝ないだろうと思われてる。ところが、毎日8時間半寝てんだよな。

星野 だからいろいろできるのかもしれない！

いとう そうなの！ うんと寝て、脳を休ませておいて、起きたらいきなりパンをかじりながら仕事してる、みたいな。自分が思いのほか寝てるってことがわかって面白かったんで、そのアプリはオススメなんだよね。本当のこと言うと、なんで枕元に置いておくだけで、俺の睡眠がわかっちゃうんだろう、怪しいな、と思ってるんだけど。

〈※3〉睡眠のお悩みも精神科の守備範囲内です。眠れない「不眠障害」、眠りすぎてしまう、日中に突然眠気が襲ってくる、夜眠れなくて朝眠い、睡眠中の異常行動、足がむずむずするなど、様々なお悩みがあります。睡眠専門の外来やクリニックもあります。（星野）

お客さん　（笑）

いとう　眠りが浅くなったタイミングで音楽がちょろちょろ鳴ってるんだけど「いや、そもそも音楽が鳴ったから起きたんじゃねえのか俺は」みたいな。

星野　アプリの仕組みはよく知りませんけども、基本的な睡眠のリズムって決まってるんですよ。ノンレム睡眠とレム睡眠。

いとう　布団がガサガサいってる音が録れてるときは、起きてるってことになるんじゃないかと思うんだよ。あんまり寝入らなかったな、ってときは、ずっと起きてるグラフになってる。そこからズドーンと深い眠りに入ることもあるんだけど、ズドーンと寝たかどうかって、自分では確かめようがない。ただ俺は、ずっと睡眠薬とか睡眠導入剤を出してもらってたんだよね。十何年も薬を切らしたことがないくらい、寝入るのが下手で。でも、ここ最近は薬がいらなくなってきて。

星野　かなり減りましたね。

いとう　ふつうに寝られるのよ。それってアプリのおかげじゃないかと思ってて。俺の睡眠をずっと見守ってるやつがいる、と思うと、だんだん嬉しくなっちゃって。よく寝たら褒められるんじゃないか、みたいな。

星野　そういう気持ちなんですね。

いとう　あいつのためにも早く寝てやんないと、みたいな感じ。ちなみに、今、この話してるだけですでに眠いよ。催眠術みたいになっちゃってる。頭の中にグラフが浮かんじゃってさ。

星野　いとうさんって……やっぱり面白いですよね。

いとう　いや、「面白いですよね」じゃないでしょうよ、今俺は大真面目だよ。

星野　あの、そのアプリって、なんかちょっと（と言いながらカーディガンを脱ぐ）

いとう　何!?　その落語家がマクラ話し終えたみたいな感じ。新鮮!!

星野　僕も自分でやってて落語家っぽいなと思いましたけど、単純に暑かっただけですよ（笑）。ええと、ズドーンで褒められたと思うとするとですよ?　逆に、ズドーンが少ないと、やれてない感じがするわけじゃないですか。

いとう　その場合は「明日がんばろう」って。

星野　でも、そのアプリが睡眠の拠り所だとすると、焦りませんか?

いとう　焦るよね。

星野　やっぱり人って焦るんですよ。ズドーンが多いときと、少ないときを比べちゃうから。

いとう　睡眠度63%のときとか、すごい落ち込むよ。寝てねえじゃん、っていう。

星野　そのアプリ以外に、たとえば、アロマオイルとかは使うんですか?

いとう　そういうのもやってたんだけど、ちっとも眠れやしない。

星野　逆にそういうのを全部やめてアプリだけにしたら、眠れるように?

いとう　そうだね。今はアプリだけなのに、眠れるようになっちゃった。ただね、歳をとると眠くなるっていうのは聞いてるんですよ、諸先輩方から。

星野　でも、8時間半眠れるというのは、ご年齢を考えるとかなり寝られているほうだと思います。ふつう睡眠時間は減っていくものなので。

いとう　だよね。やっぱものすごく寝てるのよ、俺。で、今年、全然小説書いてないの。寝すぎてぼーっとしてるのかな。

お客さん　（笑）

星野　いや、そのうちに書きますよ。全然根拠はないんですけど。

「傾聴と共感」が役立つ場面

いとう　小説のことを考えると、気が張ってくるんだよ。

星野　ああ、そしたら今はストレスが少ないんですかね。小説を書く時期じゃないから。

いとう　そうなのかもしれない。ストレスがないからか、気づいたらいろんな人にいろんなアイデアを喋ってて、関わることになったプロジェクトを数えたら、めっちゃ忙しいじゃん俺！ってなって、尻に火がついてるところだよ。

星野　それだけお忙しいと、いろんな方に会うと思うんですけど、そこで「傾聴と共感」が役に立つことってありますか？

いとう　ある！　俺、『「国境なき医師団」を見に行く』（講談社）っていう本を出したじゃないですか。あれって『ラブという薬』と同じ時期に準備していた本なんだよね。だから、『医師団』の取材でも、傾聴ってことをすごく気にしながら人の話を聞いてた。

星野　なるほど。

いとう　あとは、取材で南スーダンとかに行きつつも、福島のことが放っておけないっていう気持ちになったのね。福島の人たちが、東京から見放されたみたいに思ってるんじゃないかなあ、と思ったんで「東京新聞」にかけあって、取材に行ってる。「話を聞きに福島へ」っていうストレートなタイトルなんだけど、1ヶ月に1度、福島に行って、いろんな人に会わせてもらって、話を聞く。記事はずっと福島に住んでいて、現地の事情に詳しい記者にちゃんと書いてもらいたいと思って「俺はとにかく話を聞くだけだから」ってことで、ひたすら聞いてるんだよ。

星野　傾聴しまくりの取材、いいですね。

いとう　俺なんかが福島に行ったって、何もできないわけだから、せめて人の話をやたらに聞いてみようと思って。ついこのあいだも、原発事故を受けて子連れで避難したあと、再び帰ってきたお母さんたちの話を聞いたの。避難したときに、地域の共同体から一回抜けちゃったもんだから、帰ってきたときにちょっとよそ者みたいになっちゃったり、「自分はここに帰ってきてよかったのか」とか「このくらいの除染で大丈夫なのか」とか、いろんな悩みを抱えたお母さんたちが集まって、いろいろお喋りをする家があるんだよ。これはすばらしい活動だと思ったね。

星野　すばらしいですね。

いとう　その家にお邪魔して、4人くらい連続で話を聞かせてもらったんだけど、「こんなに話を聞かれたの久しぶりだ」ってすごく喜んでた。自分たちでなんとかしなきゃ、とかってカチカチになってるところに、俺みたいなよそ者が来て「どうだったんですか?」って聞いたら、いろんな話が出てきて。話したあとみんなすっきりしているように見えたのね。俺、来てよかったなあと思ってさ。それは完全に『ラブという薬』のおかげだね。

「ラブ」ってなんだろう?

星野　『ラブという薬』っていうタイトルは、いとうさんが「これだ!」って感じで決めたタイトルじゃないですか。でも、僕はそれまで「ラブ」とか「愛」について、あんまり考えたことがなかったんですよ。で、タイトルが決まったときに、改めて「人に対する愛とか優しさみたいなものってなんなんだろう?」ってことを考えたんです。

いとう　そうだったんだ。

星野　人のことって、よくわからないじゃないですか。その人にどんな事情があって、どんな風にものを考えているのか、ってわかりきることがないと僕は思ってるんです。でも「わかろうとすることをやめない」というか、わかりきることがないとしても「放っておかない」っていうのが、人に対する優しさだと思ったんですね。

いとう　うんうん。

星野　たとえば、依存症の患者さんへの対応って、今までは、医師サイドが自己責任論で片づけることが多くて「あなたにやめる気がないなら、アルコール依存症の治療なんてできませんよ!」という突き放した態度がまかり通っていたんです。だけど、最近は、そうじゃなくて、依存対象との付き合い方を考えていきましょう、と促す流れになってきました。それって「放っておかない」ってことですよね。あとは、すごい怒ってる人に対して「そんなに怒るんならもう知らない!」じゃなくて、なんで怒ってるのかっていうのをじっくり聞くのも大事です。たとえ相手が、衝動的に怒っちゃう人でも、怒る原因があるからこそ怒るわけだから、怒りの原因をわかろうとするのを諦めない、みたいな態度が、いとうさんの言う「ラブ」なのかなと僕は思っています。

いとう　そうだね。

星野　それと、さっきの福島のお家の話にもつながるんですけど、今って、相談したり、愚痴をこぼすのに適当な「居場所」がなかなかないんですよ。なんか、地域の囲碁会館みたいな場所ってあんまりないじゃないですか。囲碁が大好きってわけじゃないけど、ふらっと行くと馴染みの人がいたりとか、そういう開かれた場所ってどんどん減っていて。どこもかしこも合理化されて、ここはこれをするための場所、って決められちゃってて、曖昧な場所がとても少ない。

いとう　たしかに少ないねえ。

星野　だから僕は「曖昧な寄合所」を作りたいんですよね。できれば八百屋をやりたくて。

いとう　八百屋！

星野　はい。その八百屋に、相談所みたいなものを併設して、八百屋に買い物に来た人がついでに「ちょっと話を聞いてほしいんだけどいいかい？」「いいよ、今から40分くらい時間あるよ！」みたいな。そういう曖昧な場所が作れたらいいなと思ってて。

いとう　それに関しては、俺、福島で「なるほど！」と思ったことがあってさ。お母さんたちが集まる例の家って、パソコンに詳しいおじさんがやって来て、お母さんたち相手にパソコン教室を開いたりしてるんだよ。

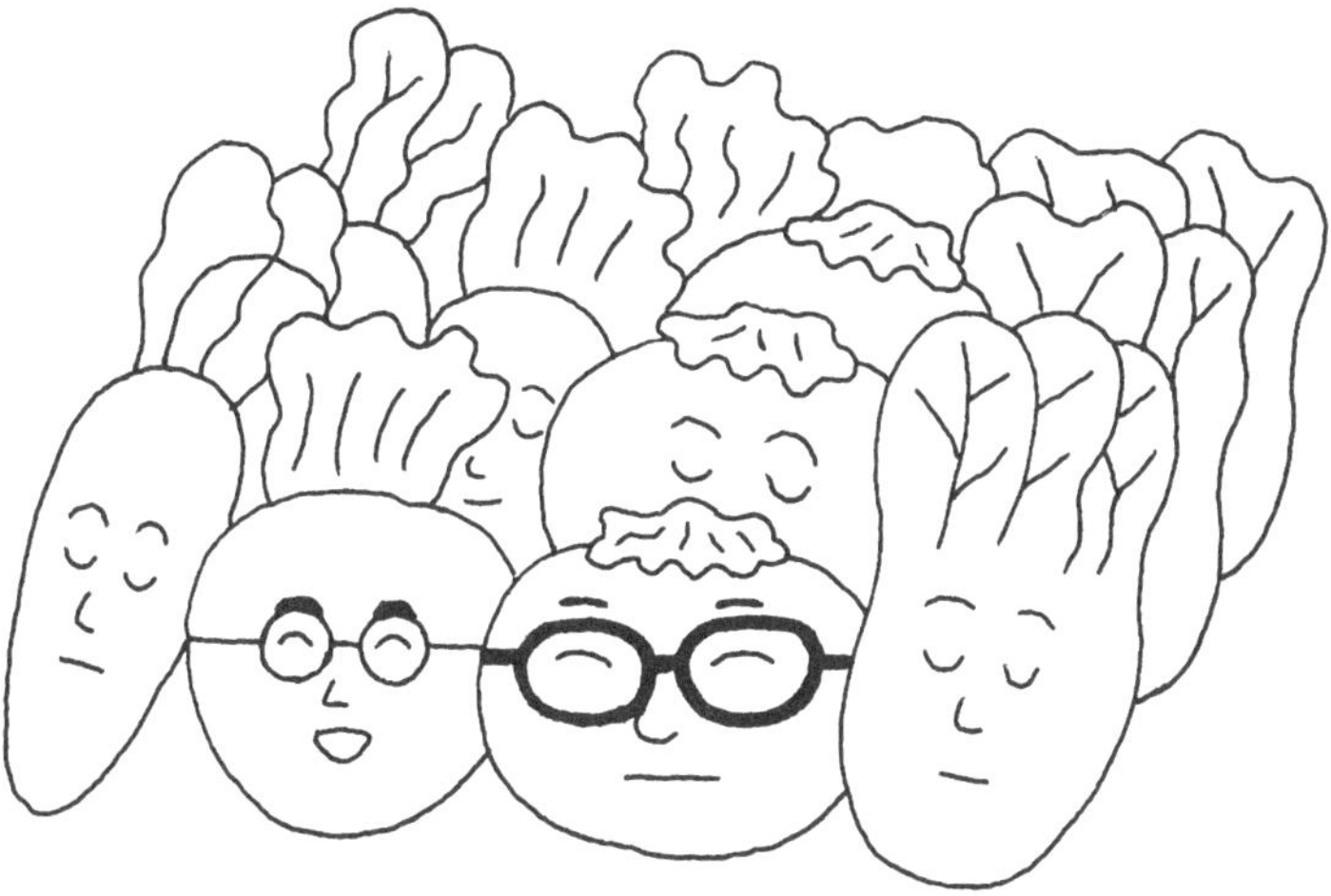

星野　すごくいいですねそれ！

いとう　そうでしょう！　おじさんはおじさんで「ここにいる意味がある」って思うだろうし、そういうことを続けていると、なんとなく人が覗いていったりもする。パソコンに興味がない人まで覗いたりしてね。「誰が来ても、何を話してもいいよ」って言うと逆に腰が引けちゃう人もいるわけで、パソコンという「目的」がちょっとでもあると、それをきっかけに人間関係がうまく回っていくことがあるんじゃないかと思うんだよね。

星野　そういう形のコミュニケーションがいろんなところで起これば、生きていくのがもうちょっと楽になるんじゃないかって夢想してるんですよね……いいですか、もうちょっと喋っても？

いとう　いいよいいよ（笑）

星野　昨日落語会に知り合いを誘って行ったんです。デザインをやったり、服を作ったりしているTさんっていう人なんですけど、すごく話が合う人で、今お話ししたような寄合所の話をしたら、その方はマンションの催し物に関わることがあるらしくて。

いとう　ああ、管理組合のね。

星野　はい、なんか、マンションでお祭りとか運動会をやるときの委員をやっていて。あるとき「デザインができる」っていうのを、ぽろっと言っちゃったんですって。その結果、全然ギャラとかもらえないのにデザインをやるはめになって。最初はちょっと面倒だったみたいなんですけど、一緒に委員をやっているおっちゃんが「これはプロのデザイナーさんが作ったんだ」というのをとある居酒屋で喋って、そこがTさんもよく行く店だったもんだから、飲んでると「あ、デザインしたらしいじゃん」って言われて。気づけば人の輪がどんどん広がっていって、それが楽しいんだそうです。そういうのって、狙ってもなかなかできないじゃないですか。

いとう　それで言うと、新宿区のある地域の運動会は、みうらじゅんがチラシ描いてるからね。「結構描かされるんだよ、いとうさん」って言ってたよ。あのカエルが走ったりしてるらしいから。絵がうまい人ってそれができるからいいなあって思うよね。

引いて見ると状況を面白がれるかも

いとう　ねえ、俺らみうらさんのポスターの話とかしちゃってるけどさ、そろそろお悩み相談にいった方がいいんじゃないの。

星野　そうですね(笑)。最初はどんなお悩みですかね。

トミヤマ　明日までになんとかしないといけない、わりと急ぎのお悩みがありましたので、まずはこの方からいきましょう。

明日、嫌いな上司と1対1で15分話しをしないといけない。

自分から話をしなくてはいけないが何を話せばよいのかわからない（ちなみに顔も見たくないくらい嫌いな苦手な上司）

46歳、女性、会社員

いとう　15分ってどういうルールなんだろう。大変だね。これ、どうしたらいい？

星野　いやー、これは難しいな。

いとう　自分から話さなくちゃいけないってのもまた不思議だよね。

星野　なんで15分なんだろうとか、自分から話さなきゃいけないのはどうしてだろう、とかも気になりますけど、そもそも、顔も見たくないぐらい上司が嫌いなのはどうしてだろう、っていうのがまず気になりますね。これ、ご本人が説明してくれたら……。

いとう　もし喋れるなら、でいいんですけど……誰ですかコレ？

お客さん　（笑）

星野　この流れで「誰ですか？」っていとうさんに聞かれると（笑）。

いとう　言いにくいかあ。

星野　言いにくいですよ。僕が思うに、たとえば、この上司が何かしらのハラスメント──パワハラ、モラハラ、をしてると仮定したらですね、ハラスメントをしてしまう人って抑圧しているものがすごくあるんだと思うんですよ。さっきも話したように、奥さんに言おうにも、ヨガやってるし、息子もゲームやってるしで、自分が辛いと言える状況じゃない。そういう人が、自分に反論することができない人に向かって怒りとかをぶつけてしまうんじゃないか、って思うんです。これはあくまで僕の勝手な仮説ですよ。別に、精神科に行くとそう診断されるとかって意味じゃなくて。

いとう うん。

星野 クレームもそうなんですけど、あれって、言われる企業側の人は基本的に反論できないじゃないですか。「申し訳ありません」って言うしかない。でも、謝られてもなお怒ってるクレーマーっていますよね。

いとう 今日も見かけたよ。銀行に行ったら、あるおじさんが、後ろ手を組みながら女性行員にずーっと文句言ってんのよ。わりと冷静な調子でさ、よくまあこんなに文句が出るなあ、っていうくらい延々とやるわけよ。ひどいよね、ああいうの。

星野 たしかにひどいんですけれども、そういう方が何かを抑圧しているんだとしたら、やはり僕の寄合所に来てほしいなと。

いとう 「ちょっとそこのおじさん、実はこういう寄合所があるらしいんですよ」って声かけてね。

「星野概念っていぅ人が開いたんですけど」って。

星野　まだ開いてないですけどね。

いとう　もう開いてることにしちゃおうよ、そこは。

星野　嘘じゃん！

お客さん　（笑）

いとう　俺はフリーランスだから、嫌なやつがいるところには絶対行きたくないし、行かないためにフリーランスやってるようなもんだけど、会社勤めだとそうもいかないよね。

星野　そうですねえ。

いとう　だから、嫌な上司とは「このおじさんは何病だろう？」と思いながら話すのがいいと思う。自分のところに来た患者だと思って、いろいろ話をしてみる。で、反応を見て、「こういう話をすると不安定になっちゃう人なのか、よし」つって、最終的に「抗不安剤3錠投与する」とか決めて、15分で帰ってくれれば、面白いゲームだよね、これ。

お客さん　（笑）

星野　ゲーム的にやるのは、応急処置としてはいいと思いますね。ただ、相手はすごく苦手な上司なわけで、診察相手みたいなものに見立てて分析しようにも、嫌いすぎてそんな余裕を持てないかもしれないんですよね。だから、ん――……。

トミヤマ　すみません、ちょっと喋ってもいいですか？

星野　ええ、どうぞ。

トミヤマ　わたしは大学で助手とか助教の仕事をしていて、周りにいるのはおじさんの上司ばっかりなんですね。中には顔も見たくないくらい嫌いな上司もいるんですけど（笑）。

いとう　ははは。

トミヤマ　でも、あるとき知人から「トミヤマさんって猛獣使いですよね」って言われたんですよ。彼女はわたしの職場環境をよく知っている人で。それまでのわたしは「嫌な人とも我慢して関わり合おう、だって給料もらってるし」みたいな感じで、嫌々こなしてたんですけど、サファリパークの猛獣使いだと言ってもらえたことで、急に世界の見え方が変わったっていう経験があって。

いとう　なるほど。どう猛獣を使ってやろうか、と思うようになるもんね。

トミヤマ　上司じゃなくて猛獣なんだと思うと、置かれた状況が面白くなってくるというか。

いとう　相手をね、蛭子（能収）さんだと思ってごらんなさいよ。

お客さん　（笑）

いとう　蛭子さんだと思えば、まあしょうがないな、ってなるでしょ。そうやって置き換えるとがんばれることってあるよね。俺、こないだみうらさんと恐山に行ったんだけど、ずーっと列車に乗ってるから、暇なのよ。そしたらみうらさんが、目の前に座ってた4

人のおじさんの年齢あてクイズをやりはじめたの。頭の中で、年齢の若い順に並べていく、っていう。そのあとは、乗客がなんの仏像に似てるかって話になって。あそこに上人が一人いて、韋駄天みたいな人もいて、刺青してる女の人は鬼子母神だね、あの太ってるやつは千手観音坐像かなあ、とか。それはなんとも言えず楽しい時間だった。だから、この相談者さんも、上司を蛭子さんだと思ってくださいよ。

トミヤマ　猛獣使いへの第一歩として（笑）。

いとう　たださあ、これは星野くんの言う通り、応急処置的でしかないんだよね。

トミヤマ　しかし、明日何が起ころうとも、少なくとも今日ここにいる全員は、この方のことを想像して「よくがんばった！」って思いますよね。

いとう　今ごろ上司と会ってんだろうな〜、ってね。

星野　それはすごくいいかもしれません。みんなが応援してる。

トミヤマ　この方の地獄の15分は変わらないかもしれないですけど、われわれがそのことを知ってるっていう。

いとう　それは気分が全然違うよね。

星野　それはすごい！

いとう　そういう面談って、だいたい10時くらいじゃない？　俺も8時間以上寝ないようにして午前中に起きるからさ。で、「あいつ今ごろやってんな〜」って。この人、名前書いてないけど、銀色のペンで書いてきたから、通称「銀ペン」ね。銀ペンがんばってんなあ、って、みんな思うよ、明日は。

お客さん　（笑）

いとう　いいよね、これ。

星野　すごくいいですね、ここにいるみんなでがんばるっていう感じで。

小さく、具体的なものから気分が上がってくる。パッチとか

仕事にやりがいを感じられません。どう気分転換すれば、また前向きに取り組めるようになりますか。社会的には意義のある仕事だと思います。

匿名希望、31歳、女性、会社員

いとう　ちょっとうつ病なんじゃない？

星野　いやいやそんな……！

いとう　社会的に意義のある仕事なのに、なんか物事をネガティヴに考えてるから、うつかな

あって。

星野　いやー。どうですかね。

いとう　意義のある仕事だからよくないのかな？　逆に意義のない仕事をしたほうがいいのかも。

星野　全然意義のない仕事……おでんの串を外すとか？

いとう　竹串を扱うのって、結構細かい作業ですよね。

星野　串打ち○年っていうもんね。

いとう　あ、でも、僕なら今やっていることにやりがいを感じられないなあと思ったら、竹串的な細かい作業をやりますね。細かい作業って、没頭できるじゃないですか。

星野　でも気分転換がどうのこうのって書いてあったよ。だから、この人はちょっと気分転換したら、また前向きに仕事したいんだよ。

いとう　そうか……社会的に意義があるとは思っているけど、すごく充実感があるってわけじゃないということですよね。それって大変だなあ。

星野　社会的な意義があるってことは、そう思わせてくれる相手がいるってことだよね。でも、その相手からリアクションがないと、たしかに元気がなくなるかも。たとえばさ、国境なき医師団の人が、アフリカのテント村に行って、赤ちゃんを産んだばっかりの女の人に、ミルクはこうやってあげてくださいね、とか教えてあげると、お母さんが嬉しそうにしてたりする。「この医師団の人は今すごく充実してるんだろうなあ」って俺は思うんだよね。相手が何かポジティブな反応をしてくれると、意義っていうもの以上の何かが得られる。この相談者は、それがないところで働いてるんじゃないのかな。そういうのが直接感じられるところに行ければいいんだけどね。

星野　今の状況を根本的に変える解決法はありですけど、なかなか難しいですよね。やりがいを感じられない仕事を続けながらも、鬱々とした気分をどうやってパッとさせようか、ということを考える人が多いと思います。ストレスの対処法、つまり「ストレスコーピング」のうち「感情焦点型」のコーピングです。問題の根本的な解決を目指す「問題解決型」と違って、生じた不安や憂鬱な気分に焦点をあてて、それをやわらげることを目的にするものです。この方の場合は、感情焦点型のコーピングを考えていくほうがよさそうですね。

いとう　俺、さっき、しばらく小説書いてないって言ったじゃない。それは単純にやる気がなくなったからなんだよね。書くと約束したものはあるんだけど、なんか気が乗らないの。そうなるともう、やる気が立ち上がってくるのをじっと待つしかないんだけど。

星野　とにかく待つんですね。

いとう　うん。ただ、なんで書かなくなったのかっていうことに関する有力な仮説がこのあいだ生まれて。基本ドバイでしか買えないチョコがあるのよ。パッチ（Patchi）っていうんだけど、昔は香港にも売ってて、それを買うためだけに香港に行くくらい大好きだったわけ。そのチョコをひとつ食べて、小説を何枚か書く、っていうのが、俺のルーティーンで、残りが少なくなると、人に頼んで買ってきてもらったり、お金払って船便で送ってもらったり、いろんなことをしてたんだけど、遂になくなっちゃって！

星野　とうとうゼロに！

いとう　いや、ほんとはまだ5個くらいあるんだけど、小説なんか書きはじめたら、5個じゃ済まないわけ。で、こないだ取材でドバイに行くってことになったから、山ほど買って帰ってきたんだよ。そしたらやる気になりはじめてるんだよね（※4）。

星野　ストレスの対処法って、すごく個人的で、ちっぽけなことって言ったらあれですけど、

いとう　ちっぽけだよ。

星野　パッチは別にちっぽけじゃないと思いますけど、すごく個人的なものでいいんですよね。個人的なものは拠り所になるし、それが多ければ多いほど、気分転換にもなると思います。僕の場合は、今一番有効な対処法は寄席です。寄席に行くと元気が出る。

いとう　ちなみに俺はまだちょっとしかパッチを食べてないの。中東のゴディバって言われてんだから。じゃあゴディバでいいじゃねえか、って話になっちゃうんだけど。でも、なんか味が違うわけ。今回の取材は、報道カメラマンの横田徹さんって人も一緒に行ったんだけど、彼と「これはヤギの乳なんじゃないか」みたいな話になって。何かが違うんだ

よね。でも、ほんとは違わなくてもいいの。「ゴディバとは違う」とか「あれがあると小説が書ける」って俺が思ってるのがいいんだよ。爪をきれいにしていると気合いが入る、っていう女の人がいるのとおんなじでしょ？　そういう小さいことが大事というか。

星野　そうですね。とても個人的で「自分はこうすると前向きになれるんだ」っていうようなものがあるといいと思います。それを深めていくと、結局小さくて細かいことになるんじゃないかなと。

いとう　そう考えると「社会的意義」ってかなり大きいよね。大きすぎて、実感しにくい。あれですよ、国境なき医師団に寄付している人って、そのお金が何に使われてるか、よくわかんないじゃないですか。でも俺は現地に行って、ワクチンが赤ちゃんの腕にぴゅっと注射されるのを見てる。社会的意義って言葉で言われても茫漠としているけど、赤ちゃんの腕に打たれるワクチンはきわめて具体的で、それが見えると社会的意義ってものも自然とわかってくる。そういう具体的なものを見失ってしまうことが、しんどさの原因かもしれないね。

〈※4〉パッチにご執心のいとうさんでしたが、つい先日打ち合わせの席上で「トルココーヒーが好きになっちゃってさ」と言っていました。カルダモンの粉末が入ったトルココーヒーに砂糖を入れて飲むと「パッチより効く」らしいのですが、「ずっとパッチ側に立ってきた人間だから、あんまり人には言えない」そうです。（トミヤマ）

星野　それはそうかもしれないですね。

ミクシィを今こそ！

いとう　俺のパッチとか、星野くんの落語みたいに、みんな自分が好きなことを見つけられるといいよね。

星野　そうですね。

いとう　なんかさ「好きなことやればいいじゃない」って言うと、「好きなことがわからないんです」って言う人がすごい多いじゃん。そういう人はね、廃れたミクシィをもう一回やったほうがいい。

お客さん　（笑）

いとう　ミクシィをやると、変な映画監督が好きな人の会とか、そういうのがいっぱい出てくるから。

星野　コミュニティ、寄合所だ！

いとう　そう、寄合所！　今ミクシィやると、自分はこんなことが好きだったのか、ってわかって、ちょっとびっくりするよ。「後期の勝新が好き」とか、妙に細かかったりさ。

星野　どんなに細かくても、世界で自分だけが好きなものってたぶんなくて、どっかに愛好者のコミュニティってあるんですよね。

いとう　ほんと、みんなミクシィやったらいいよ。すごい楽しいよ。俺はもういいけど。

お客さん　（笑）

星野　まずは、自分がかつてどのコミュに入ってたかを確認するところからですかね。

いとう　そうだねえ。

星野　いとうさんは好きなものが多すぎて大変そうですけどね。

いとう　それがね、俺は40歳くらいまで好きなものが全然ないと思ってたんだよ。さっきからみうらさんの話ばっかりしてるけど、みうらさんが「とにかくいとうさんは趣味を持て！」って言って近づいてきたの。ナンパしてきたんだよ。

お客さん　（笑）

いとう　「俺は仕事が好きだから、趣味はいらない」って言ったら「それはダメだ、歳をとってからつまらなくなる」ってみうらさんが言い張って、仏像見に行ったりしているうちに、好きなものがどんどん増えていって。今は、中国の峨眉山《がびさん》っていう山が大好きになっちゃって、先週二人で行ってきたの。「ガビってる」っていう言葉が二人の中で面白いってことになって、実際、ガビってる山を見に行ったんだけど、ちょっとまあ、好きなもの多すぎるよね、これ。

星野 多ければ多いほどいいですよ。

いとう あ、いいの？

星野 いいと思います。好きなものって、なんか気分がどんよりして絶望的になりかけているようなときにも、それにふれているときだけはまぁまぁ悪くないとか思わせてくれる可能性があると思うんです。現世と自分をギリギリつなぎとめてくれるみたいな。好きなものが多いと、その話をする知り合いも増えそうだし。だからいいと思います。

いとう ほんとに増えたんだよなあ、好きなもの。なんだろうなあ、あるときから人生が変わった……やっぱミクシィかなあ。

お客さん （笑）

アンケート・ラブのすすめ

「人を好き」はなんとなくわかるのですが、「好かれているか」がわかりません。たとえば「好き」と言われてもこわいのです。本当に好かれているかも感じられないです。この「こわい」がどこからわいてくるのか（特に異性からのは「こわい」です）。また

「こわい」と思わずにいられるようにするには、どうすれば良いでしょう。

44歳、女性

いとう　俺はファンが怖いからね。

お客さん　（笑）

いとう　今日も麻布十番を歩いてたらさ、「いとうせいこうさんですね？」って声かけられて、振り向いたらそいつがなんかニコニコしてるから、知り合いかなあと思って、「おう！」って言ったの。

星野　とりあえずフレンドリーに接してみたんですね。

いとう　そしたら、そいつが「この近くに店を持ってる者なんですけど」って言うのよ。あ、来てくれって意味かな、と思って「へぇー、なんの店やってんの？」って聞いたら「スーパーマーケットなんですけど」って。えっ、俺これからスーパーマーケットに連れて行かれるの？　と思ったら、そうじゃなくて、一緒に写真を撮ってほしいって。

星野　知り合いじゃなくてふつうのファンだ（笑）。

いとう　その写真が今ごろツイッターに載ってると思うんだけど……写真というものに興味がないから、俺と写真を撮ることになんの意味があるのか、まったくわからないんだよ。

星野　いとうさんの写真嫌いは、『ラブという薬』にも出てきますね。

いとう　そいつ、「あの、僕みうらさんも好きなんですけど、みうらさん、今日何してますかね?」って言っててさ。「わかんないよー」って答えたけど。俺、みうらさんのマネージャーじゃないもん。

星野　さすがにわかんないですよね。

いとう　あいつ、いいやつだったけど、なんだったんだろうな。いやまあ、それはいいとして、基本的に俺は好かれるの怖いですよ。

星野　いとうさんほどの人気者が……。

いとう　だって、どう好かれてるのかがわかんないから、どう答えたらいいかもわかんないじゃん。「あの小説、子供の頃すごく好きでした」って言われたら、「おっ、いいね、ありがとね」ってなるけど、漠然と「好きなんです」って言われても、なんか把握しにくいんだよ。特に異性の「好き」は難しいんだよなあ。麻布十番のあいつは男だったから「おう!」とか「じゃあな!」って言えたけど、女の子に「おう!」とは言えないもん。やっぱりさ、好きだって言うんだったら、的確に言ってくれ、っていう話なんだよ。的確に言われたら「おう!」って言えるじゃん。「この手の顔が好きなんです」とかもさ、的確に言われれば「ああ、そうなんだ」ってならない?

星野　いやぁ、どうなんでしょう。それは人によると思います。たとえば、あんまりかわいがられなくて愛着が形成〈※5〉されないまま育っちゃったりとか、単純に今まで「好き」って面と向かって言われた経験がなかったりすると、こういう理由であなたのことが好きなんですって言われても……。

いとう　信用できないのか。

星野　信用しきれない部分がどうしてもあるんじゃないかって思います。そのあたりは想像しきれないんですけど、可能性はあると思うんです。

いとう　いや、あると思うよ。大いにあると思う。

星野　うーん、でも、好かれてはいるんですよね。

いとう　そうなの。好かれてるんですよ。だから別にこの人が相手を好きになる必要はないとも言えるよね。放っておけばいいっていうか。

星野　でも、そういうことから、トラブルに発展した経験があるのかも。

〈※5〉多くの赤ん坊は生後6、7ヶ月になると、ほかの人が部屋を出て行っても平気なのに、母親（養育者）が部屋を出て行くと泣き叫んだり、また泣いているときに他の人がいくらあやしても泣き止まないのに、母親（養育者）が受け取るとぴたりと泣き止むというような行動を示すようになります。これは赤ん坊が養育者という特定の対象に対して特別の感情を抱くようになったからです。これを、精神科医のジョン・ボウルヴィが「アタッチメント（愛着）」と名づけました（『心理学辞典』有斐閣）。愛着が形成されるとは、この過程のことです。これがうまくいかないと、周囲からの愛情を信用できなくなったり、過剰に相手に依存するなど、対人関係における適切な距離が保ちにくくなることが少なくありません。（星野）

いとう　だとしたら大変だ。トラウマになっちゃう。やっぱり、女の人が男の人に好意を示されるとちょっと怖い場合ってあるよなあ。

星野　いろんな理由で人のことを怖いと思っちゃう、というのはありうることだと思うんですよ。だから……あ、そっか！　怖いと思っちゃうのもよくないと思ってるのかな？

いとう　そうなんじゃない？

星野　そうか。でもその気持ちは否定する必要はなくて、ちゃんと伝えていいことだと思いますね。

いとう　あ、つねに違和感を覚えたり、怖かったりするなら、問診票みたいなのを作ったらいいかもね。

星野　僕も今それを考えてました。

いとう　「目が好きですか？」「髪型が好きですか？」とか、チェック項目を用意して、マークしてもらうの。そしたら「ははあ、なるほど」ってなるかも。

星野　怖いと思っていたら、わたしのどういうところが好きなんですか、っていう話もなかなかできないと思うんですよ。萎縮しちゃったり、距離をとったりしちゃうので。だから「ちょっとすみませんがこれ書いてくれませんか？」と。

いとう　ははは！

星野　ちょっと説明がいりますけどね。自分は好きだと言われると、萎縮してしまうので、このアンケートに答えてくださいみたいなことを最初に書いておいて、お渡しする。

いとう　でもさあ、お渡しすると「俺に気があるんだな」って思っちゃう馬鹿がいるでしょ？

相手の反応があっただけでもう大喜び、みたいな。

星野　でも……アンケート用紙ですよ？

お客さん　（笑）

星野　いとうさんは気になる人から「これにちょっとご記入を」っていきなりアンケート用紙渡されて「好き！」ってなります？

いとう　俺は好きになっちゃう可能性あるんだよね、ちょっと面白いから。裏に俺のアンケートを書いてから戻そうかなあ、とかさ。

星野　それで対話をしていく？

いとう　そうそう。アンケート用紙による対話。アンケート・ラブだよね。

星野　アンケート・ラブ（笑）。なんだそれ。

いとう　俺は面白いのが好きだからそうなっちゃうけど、ふつうそうはならないか。

ベーヤンだったいとうせいこう

いとう　俺ね、大学時代はミラーのサングラスかけてたんだよ。人の目を見るのも、見られるのもすごい嫌で。自分でも頭がおかしいと思う。それで思い出したんだけど、中学・高校のときに、女子と目が合うとよくないなと思って、わざと目を寄せて歩いてたの。

お客さん　（笑）

いとう　すごい硬派だったから「あいつら、女をジロジロ見てやがる、軟派なやつは許せねえ」みたいな感じでさ。だから女子の目を見ないようにしてた。そんな俺も、40～50歳を越えたら、もうどうでもよくなってきたね。つまり人の目が気になるのって年齢が解決するのかも。この相談者も、今はまだ思春期的なものが残っているとしても、いずれなくなるんじゃないかなあ。現に、俺はもうミラーサングラスじゃないわけだから。全然あんなのかける気しないもん。だって、すっごいミラーなんだよ！　なんにも見えない！

星野　視線が怖くてミラーのサングラスをかけられてる患者さん、結構いらっしゃいますね。

いとう　そうなんだ。

星野　典型的というわけではないですが、少なくないと思います。

いとう　昔の俺ですね。外したときのがんばりの記憶はなんとなくあるんだよ。このままじゃまずいなあって。就職するときじゃないかと思う。俺、ヒゲも生やしてて「ベーヤン」って呼ばれてたから。

星野 アリスの堀内孝雄ですか？

いとう そう。

星野 ベーヤンもミラーだったんですか？

いとう ミラーだったよ〈※6〉。で、俺がベーヤンなのはさすがにまずいってことになって、まずヒゲを剃ったわけ。その次にミラーね。就職試験にミラーで行くわけにいかないじゃん。外すのは勇気がいったし、戻りそうになる自分がすごくいた。

星野 努力されたんですね。

いとう うん、がんばった。みうらさんだって、はずかしいからあの眼鏡かけてるんだから。あの人は人の目を見られないから。

星野 思春期が終わってない……？

いとう まったく終わってない。だから、人が怖いってのはよくあることですよ。

〈※6〉1981年7月にリリースされたアリスのアルバム「ALICE IX 謀反」はミラーのサングラスをかけたメンバーの顔がジャケ写になっています。リリース当時のいとうさんは、早稲田大学の3年生。あだ名がベーヤンになった原因は、このジャケ写で間違いなさそうです。（トミヤマ）

星野　現時点でどうしたらいいかはわからないなあ、これ。怖いと思わずにいられるようにするには、もっと詳しく話を聞いていかないと……。

いとう　もちろんそうだね。あ、逆にミラーのサングラスかけたらいいんじゃないの？　全然怖くなくなるよ。超、強気。ほんとにそうだから。とりあえずミラーのサングラス、買ってみてくださいよ。あとね、人を怖がるのは、クリエイターに多いんだよね。あと芸人にもめちゃめちゃ多い。芸人がそんなはずないだろう、って思うかもしれないけど、面白い芸人は、100％人見知り。普段暗いから舞台で爆発できるというか。「いとうさんどうもどうも〜！」とか明るく言える芸人は、ほとんど才能ないから。たけしさんを見てごらんなさいよ。あの人の目、見たことある？

星野　ビートたけしさんがシャイだっていう話は聞いたことがあります。

いとう　普段はめちゃめちゃ下のほう見てるよ。スポーツ新聞とかで顔隠してるくらいだもん。そういうものなんですよ。だから、感覚が敏感なのはいいことじゃないですか。鈍感よりはましってこと！

トミヤマ　……というようなところで、そろそろ……。

いとう　え、もう終わり？

トミヤマ　終わりですし、なんなら時間オーバーしてます。

星野　こんなにたくさん用紙をいただいているのに……。

いとう　おいおい、まだまだやれるじゃねえか、このイベント。しょっちゅうやろうぜ！

お客さん　（拍手）

星野　いや、ほんと、しょっちゅうやったほうがいいと思います。そうすればここがひとつの寄合所になる。たぶん何回かやっていくと、自分から話をしてくれる人も出てくると思うんですよね。

いとう　「あ、ミラーサングラスだ！」ってことになるよね。あいつがミラーか！って。銀ペン持ってるやつがいれば、「あいつ銀ペンなんだな」とか。

星野　もしかしたら後日談も聞けるかもしれない。

いとう　かもしれないね。俺はこれをまとめて、本にしようって言ってて、それが人の役に立てば、それはそれでいいし、別に本にしなくてもいいっちゃいいんだけど、まあ、またこうやって集まればいいじゃない。

星野　そうですね。

いとう　青山ブックセンターも場所は貸してくれるんじゃないの？

店長　ぜひお願いします！

お客さん　（笑いと拍手）

一休み 1

諦めない先輩医師たち

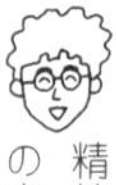

精神科臨床に携わっているならほぼ必ず、患者さんの辛さを減らす糸口がどうしても見つからない、難しい状況に遭遇します。そのとき、医療者にとって最も大切なことは、何よりも諦めないことではないでしょうか。一見絶望的に思えても試行錯誤することは、僕の経験上でも無駄なことではありません。患者さんでなく一人の人間として向かい合い、より細かく話を聞いたり、身体的なことに気を配ったりすれば、誰も気づいていない、その人を困らせている何かが見つかるかもしれません。しばらくは焦らず時間を過ごすことでゆっくり結実する何かがあるはずです。たくさんの尊敬すべき大先輩が、臨床医としての長い年月の間、そうやって諦めずに地道に診療を続けているように思います。その試行錯誤の軌跡を書籍や論文で知ることは、自分の支えとなっています。神田橋條治先生の著作に出会えたことも、とてつもなく大きなことでした。はじめは半分もわからなかったのですが、読むうちに魅了されていきました。実際に先生の診療も見学させてもらったのですが、ひとつひとつの言葉がけが柔らかく、患者さんの不安が和らぎ緊張感が緩和されていくのがわかります。先生のほうは、患者さんの言葉、身振り、表情、雰囲気など、目に見えるものから見えないものまで高い解像度で受け取り、柔軟に、そして桁外れの速さで理解していきます。脳内でどんな思考が流れているのか簡単には捉えられません。そして、自在です。診断学や、治療のためのガイドラインでうまくいかないケースは僕でもたくさん経験します。結局一人ひとりに合う治療や養生を手探りしていくしかありません。セオリーに縛られすぎない自在性が大切なのです。エビデンスや理論が曖昧で、一般的な精神科医なら用いない手法でも、簡便で金がかからず、患者さんへの悪影響がかなり少なければ神田橋先生は採用します。その技を懐疑的に捉える人もいますが、臨床にまみれ、どうにもならなそうなことを少しでもどうにかするために無数の試行錯誤の結果生まれた多彩な発想です。しっかり理解すれば理にかなっています。ほんとうの「達人」の技というのは、「凄み」を感じさせない素朴なものなのかもしれません。

◎推薦図書

・診療時の神田橋先生の思考の流れを体感するなら→『神田橋條治の精神科診察室』（白柳直子さんとの共著、IAP出版）

・先生が発想された様々なコツを知るなら→『心身養生のコツ』（岩崎学術出版社）

その2
辛いとき誰に話してる？

ここを寄合所にしよう

いとう　思ったんだけど、本屋さんでやるイベントって、ふつうは本を売るために人を集めるのに、俺たちの場合は、もはや売るものがないのにこんなに集まっちゃって、おかしいんじゃないか？

お客さん　（笑）

いとう　青山ブックセンターとしても、これはまずいでしょう。このままだとロフトプラスワン（LOFT/PLUS ONE）みたいになっちゃうよ！

星野　たしかに！

いとう　だから、ペラ1枚のZINE《ジン》でいいから、前回のまとめをトミヤマさんがして、200円くらいで売ってたらいいんじゃないかな。星野くんも、この会を寄合所みたいなものにしたいって言ってるから、結束をゆるく固めるようなジンがあればいいんじゃない？

星野　裏にサインをして？

いとう　そうだね。

星野　サインによってジンが完成する感じですね。

いとう　みんなも「イベント来たな！」って気持ちになれるし、青山ブックセンターの顔も立つじゃないですか。売るものが全然ないまま喋ってたら、変な宗教みたいになっちゃうよ。

星野　宗教みたいにはしたくないですよね。

いとう　うん。

星野　僕としては、この台（登壇者が乗っている台）もナシにして、畳を敷いて、

いとう　それ逆に宗教感出るよ。

お客さん　（笑）

星野　たしかに……。

いとう　いや、いいよいいよ。星野くんの考えを聞かせてよ。どんな感じがいいの？

星野　僕も含めて、みんな仕事とか、いろいろあって毎日大変じゃないですか。でも、ここに来たら、ちょっと気分がゆるまる、というか、少し楽になるといいなって。

いとう　それってリラク？　コリをほぐしてくれるリラク（Re.Ra.Ku）だよね？　気持ちのリラクじゃん！

星野　リラクに限定しなくてもいいでしょう（笑）。

いとう　ははは！　そりゃそうだ。

星野　でも、そういう場所になればいいな、と思っています。

いとう　そこで畳なの？　いや、もちろん基本のコンセプトはわかってるんだけど、ここに畳敷いちゃうと、牢名主のいる空間に見えちゃうよ？　畳を何枚か重ねた上に俺たちがドンとかまえているみたいな（笑）。

星野　それだとちょっとやばいので、高さの差はないようにしてもらって。

いとう　そうだね。

星野　ただ、そうなると、イベントとしてどうなるんだっていうところもあるんで、難しいんですけどね。

いとう　まあ、そこは気にせずみんな自由に過ごせばいいでしょ。

星野　そうしてもらえるといいですね。

いとう　最終的に俺たちの話を聞いていなくたっていいし。

星野　ええ。勝手になんか売ってる人がいたり。

いとう　俺もそういうのがいいと思う。

星野　「今日はみんなに食べてほしい、こだわりのものを持ってきました」みたいな人がいてもいいと思いますし。

いとう　のりの佃煮みたいなやつ？

お客さん　（笑）

いとう　青山ブックセンターの中でのりの佃煮が売られたら、書店界がおかしなことになっちゃうよ。ABCはとうとう佃煮を売るようになったのかって。

星野　たしかにそうですね（笑）。

いとう　そのためにもジンが必要なのよ。これさえあれば出版イベントだ、と言えるようなもの。そういうミニコミ的なものがね。

星野　みなさんにも寄稿してもらったらいいんじゃないですか。

いとう　そうだ！　みんな寄稿すればいいよ！

お客さん　（笑）

いとう　原稿は、次回の多問多答の前に集めるようにしたほうがいいよね。

星野　そうですね。

いとう　メールなのか、青山ブックセンターのレジに置いていく人が多発するのか。

お客さん　（笑）

いとう　ポストみたいなのが置いてあってもいいよね。妖怪ポストみたいなやつ。

星野　ポストいいですね。

いとう　段ボールで作ればいいんだ、俺たちが。「多問多答」って書いておいて。知らない人はなんだと思うだろうけど。

銀ペンは今ごろ？

いとう　そういえば、あの、こないだの方はどうなったんだろうね？　上司との間に問題を抱えてらっしゃった……。

トミヤマ　実は「銀ペンはその後どうなりましたか？」という問い合わせが結構きてるんですよ。

いとう　俺たちより人気になっちゃってる！

トミヤマ　一応ご説明しますと、前回のイベントで「銀ペン」と呼ばれる方が「明日嫌いな上司と1対1で15分話をしなくちゃいけない」というお悩みを寄せて下さいまして、どうしたらいいかをみんなでいろいろ喋ったんです。で、今回、またその銀ペンから、

いとう　続報きた!?　前回は「俺たちが全員バックについてんだってことを想像しながら上司と話したらどうか」という話になったんだよね。さあ、銀ペンどうなった！

トミヤマ　「銀ペンです。その節は、皆さま大変お世話になりました。」

いとう　銀ペン、って自ら名乗ってる！　銀ペンとしてのアイデンティティが！

トミヤマ　だけど、今回は銀色のペンではなく、プリントアウトした紙なんですよ。

星野　ということは、銀ペンじゃないんですね。

いとう　銀ペンなのに銀ペンじゃない。

トミヤマ　でも名前のところだけ銀ペンで書いてあります。

いとう　えらいですねえ。

星野　アイデンティティのところだけは銀ペン。

トミヤマ　では、続きを読みます。

銀ペンです。

その節は、皆さま大変お世話になりました。（中略）皆さまが私の応援をしてくれていると思えたおかげで、強い気持ちを持ち面接に臨むことができました。

応援者がいることはなんと心強いことか。

なんと、その上司とお別れできることになりました！

いとう　えっ！　どうしたの？「上司とお別れ」って、物事が人の念で動いちゃったの？　飛ばされたのかな、みんなの念で。これは宗教になっちゃう（笑）。

星野　何せ100人以上が、

いとう　銀ペンのこと考えてたからね。

お客さん　（笑）

（中略）上司とお別れできるのはとても嬉しいのですが、新しいところは仕事が不安だけでなく、知っている人が1人もいないのでどうやってやっていったらよいものか。外様の心得と申しますか、未知の世界へ行く一人ぼっちの自分は何を支えに日々を過ごせばよいでしょうか。

銀ペン

いとう　……これ、多問多答じゃなくて、銀ペンと俺たちでずっと続けていく何かになってきてるな。

星野　たしかに（笑）。

いとう　嫌なことはなくなったんだよね。でも、そうなると「達成した感じ」っていうか、自分を抑えていたものがなくなって、心にポカリと穴が空いたようになっちゃうんじゃないかな。

星野　上司と離れられた代償というか……まあ、新しい環境に戸惑っているんでしょうね。

いとう　俺らの場合は、新しい環境って言ったって、まあだいたいわかっちゃうじゃない。星野くんの場合は、新しい病院に移るっていうことで、俺だって、これまでまったくやったことのない企画って滅多にないわけだから。でも、そうじゃない仕事の人は大変だよね。どうすればいいのかなあ。

星野　僕が研修医だったときのことなんですけど。今の研修医は2年間かけていろんな科を回って、そこから専門を決めるんですが、僕が研修医の頃はそういうシステムじゃなかったんですね。だから、僕は1年目から精神科に入局した上で、3ヶ月ずついくつかの科を回るように言われていて。それで麻酔科に行ったら、精神科とは真逆で、時間の流れがすごく速いんですよ。

いとう　次から次へとやってくる患者さんに対して、どのくらいで麻酔が効くか計算して、ビシッと決めないといけないもんね。

星野　はい。なので、僕のように曖昧さを愛する人間は、

いとう　一番まずいじゃん！

星野　そうなんですよ……ほんとに心が壊れそうになって、怖くて家で寝られなくなっちゃいました。車を持ってたんですけど、家の駐車場で寝て、そのまま病院に行く生活を送ってましたね。

いとう　何やってんのよ……。

星野　完全に新しい環境に適応するのって、本当に難しいんですよ。でも、その経験から僕が学んだのは、最初の時点では「どうせうまくはやれない」と思っておくといいってことです。あとからだんだんできるようになってくれば、周りの人の評価もついてくるので。

いとう　何をやったらいいかよくわからないのに、うまくやろうと思ってるから、不安になるんだもんね。考えてみればさ、銀ペンなんて最初からどうしようもないやつだったじゃん。

お客さん　（笑）

いとう　上司とうまくいかないようなやつだったじゃん。

星野　上司が悪いのかもしれないですよ……。

いとう　上司が悪いにせよさ、その程度の人間なんだと思っておけば「そのわりには、わたしもなかなかやるじゃないか、すごい」ってなるじゃない。自分をまず貶めておいたほうがいいと思うんだよ。俺たちも、明日以降は、「銀ペン、今日も失敗してるだろうな」と思うようにして。

星野　それのいいところは、僕たちも何かうまくいかないことがあったときに、「銀ペンもたぶん今ごろ」って、

いとう　ははは！　そうだね、銀ペンもうまくいってないんだから、俺たちがうまくいくはずもないんだよ。

星野　まあ、誰しも、そんなうまくいくことなんてないですよね。

いとう　ないよねえ。

星野　自分だけじゃない、って思えるのはいいですよね。

いとう　銀ペンはもはやキリストみたいな状態だよね。あの人が苦痛を背負ってくれてるから、俺たちはここにいられる。

星野　だんだん宗教っぽく……（笑）。

いとう　宗教っぽいね（笑）。銀ペンだってさ、もうサービスのつもりで投稿してきてるでしょ。解決しました、ありがとうございました、で終わるのもなんだなと思って、すこし不安なことも書いてさ。俺らへのサービスでしょ、この相談は。

お客さん　（笑）

いとう　いや、その気遣いができるのは、銀ペンのいいところなんだよ。でも、やっぱ所詮は銀ペンだから、うまくいくわけないじゃん。新しいところに行っても、失敗だらけよ。

星野　もっと言えば、僕たちはみんな銀ペンなんですよ。

いとう　すっごい宗教感出ちゃってるけど！

お客さん　（笑）

いとう　一人ひとりが銀ペンなんだ。everybody is 銀ペン。生きているんだ、友達なんだ、と。

星野　みんなうまくなんてやれないよと。

いとう　ていうか、人生うまくやれるやつが、こんなところに話聞きに来てるわけないよ。だから何やったっていいんだよ。銀ペンなんだもん。次回もきっとこんなことで困っていますって書いてくるよ。「仕事はうまくいったのですが……」ってさ。たぶん次は「猛犬のいる家の前を通れない」とか、そういう悩みがくるよ。もう連載じゃん、そうなったら。

星野　こうやって、みんなで一人の人の話を聞いて、心配しているという形、すごくいいと思うんですよ。というかこれ、北欧から入ってきた「オープンダイアローグ（※1）」の形に似ているような気がしてきました。新しい対人支援の方法として注目されているものなんですが、複数の支援者が、患者さんや家族の話を聞くんです。たとえば「よくわかんない声が聞こえてきて嫌だ」とか、そういう話をみんなで聞いて、「どんな声？」とか「辛そうだなあ」とか「じゃあどうする？」って話し合うんですけど、みんなで話を聞いて、みんなで考えると、いろいろな考え方がわいてきたり、ちょっとだけ孤独じゃなくなったりする。それがいいんですよ。

いとう　俺、ものすごく落ち込んで、何をやってもダメだと思ってた時期に、なんでか知らないけど、人生相談をしたいっていうやつが来たのよ。そしたらさ、そいつのことを考えてるうちに、止まっていた脳が動きだして、なんかイキイキしちゃって。そいつの心配をしてるときだけは、すごい元気なんだよ。でも、そいつが相談してこないと、また落ち込んじゃうわけ。人って、誰か違う人のことを考えてるとき元気になるんだな、ってわかったの。それは銀ペンにも言えることなんじゃない？　みんな他人のことを考えているときは、自分が抱えている問題から少し離れられる。とりあえず横に置いておけるっていうか。

〈※1〉1984年8月27日、フィンランド西ラップランドのケロプダス病院で、「クライアントについて、スタッフだけで話すのをやめる」という取り決めが交わされました。これが「オープンダイアローグ」のはじまりです。パッと聞き当然のように思えるかもしれませんが、現在でも、患者さんや家族が参加しない、医療関係者だけが集まるカンファレンスで、治療方針がよく話し合われています。秘密裏に進めるというわけではなく、そこで話し合われた専門的なことを含めた考察のもとに、患者さんや家族と話し合いをして方針を決めていくのですが、どうしても医療システム本位になってしまう部分もあるのが事実です。オープンダイアローグは、そういった従来のシステムを見直し、患者さんや家族を中心に変えていこうとする試みの一環でした。オープンダイアローグでは、精神病症状による危機が生じたとき、おおむね24時間以内にケアチームが編成され、患者さんや家族との治療ミーティングが開かれます。危機的状況なので「即時対応」が原則なのです。ミーティングには、地域のソーシャルワーカーなどの患者さんや家族とつながりのある人々や、生じた危機に関連した重要人物（たとえば、職場の上司や学校の先生など）も招かれます。つまり、患者さん・家族自身の持つソーシャルネットワークが集められるわけです。ケアチームは、生じた危機が解消されるまで、同一チームで責任を持って、必要ならば毎日でもミーティングを行います。ミーティングの中では、参加している一人ひとりの話に耳を傾けます。また、「リフレクティング」といって、患者さんや家族に断りを入れてから、ケアチームの人同士が向き合って感想や診断、入院、治療方針などについて話すこともあります。患者さんや家族は、目の前で自分たちのことが話されているのを聞いて、内的対話が活性化されるのです。なかなか結論や解決に至りませんが、それでも多様な声に耳を傾け続ける「対話主義」が原則です。そして結論が出づらい「不確実性への許容度」さえも原則として織り込み済であることが特徴です。現状、日本では様々な事情からまだ十分な実践には至っていませんが、少しずつ取り入れながら日常診療を行っている病院もあります。参考文献＝「オープンダイアローグ 対話実践のガイドライン ウェブ版」（第1版）、高木俊介「神田橋條治『精神療法面接のコツ』を再読する―オープンダイアローグへの道」原田誠一編『精神療法の技と工夫』（中山書店）所収、村上純一「琵琶湖病院が、オープンダイアローグに開かれるまで」「精神看護」（2019年11月号）所収（星野）

星野 人って放っておくと自分のことを考えすぎちゃうじゃないですか。

いとう そうなんだよ。

星野 誰でも自分のことが大事ですから、仕方ないんですけどね。ただ、他の人のことを考えると、ちょっと思考の焦点がずれる。

いとう ずれると自分のことを忘れちゃう。まあ、人間ってちょっと馬鹿にできてて、うまいもんだなと思うね俺は。

星野 そうですね。

辛いとき誰に話してる？

本当につらいことは誰にも話せません。3人はどうですか？　そして本当につらいときどうしてますか？

あんちょび、40歳、女性、自由業

いとう 俺は星野くんがいるからなあ。すべてを喋っているわけじゃないかもしれないけど、「これ星野くんに言ったほうがいいかな？」とか考えられるだけでもずいぶん違うよ。あと、俺にはみうらさんというものすごくお節介な人がいるからね。「いとうさんは痩

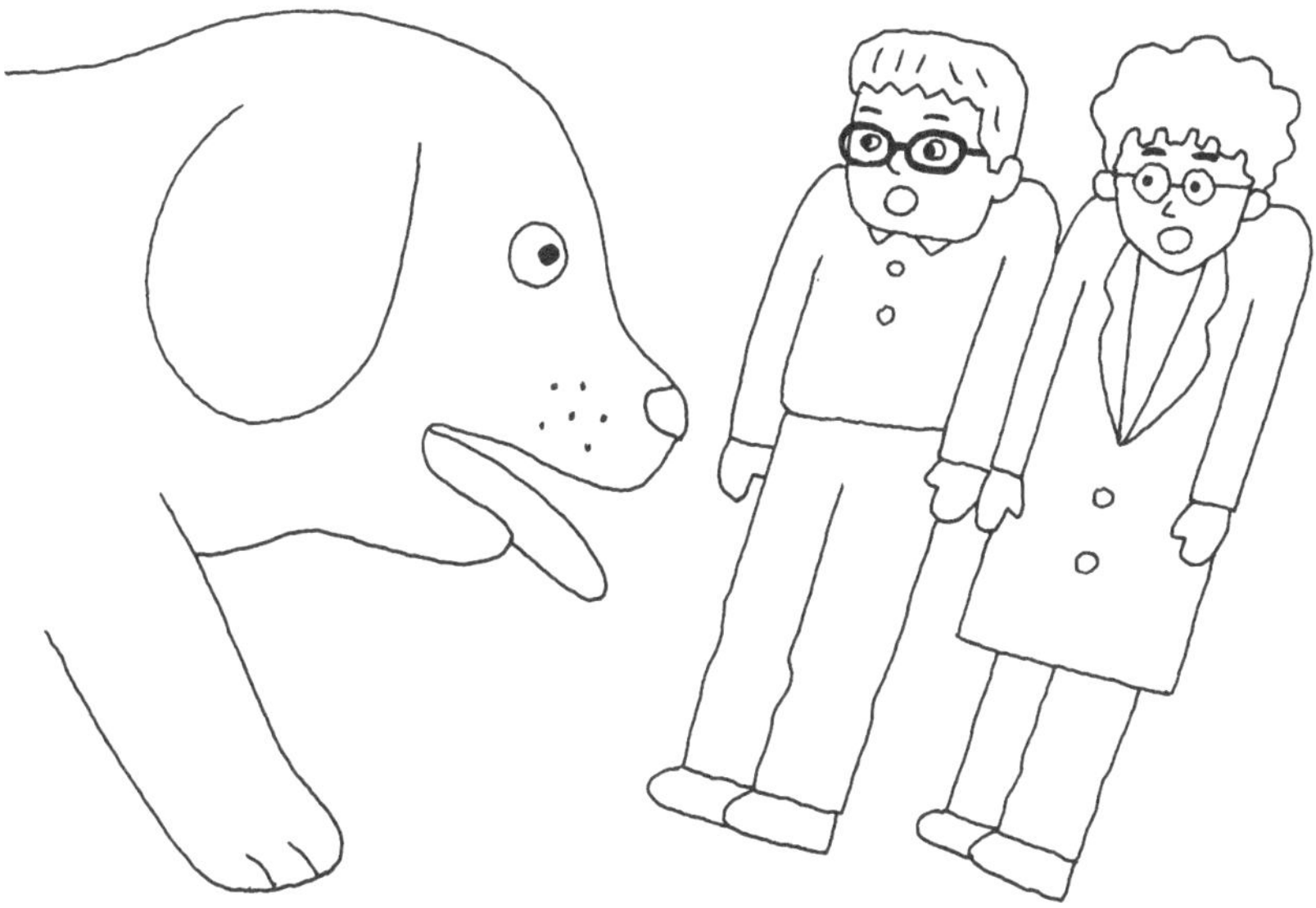

せたんじゃないか」とか「いとうさんは目が前より明るい」とか言うから。

お客さん　（笑）

いとう　ほんとだよ。二人で旅しているときに「俺さあ、つくづく思うんだけど、今のいとうさんが一番素敵だと思うなあ」って、俺をジーッと見てるときあったからね。面白いなあと思った。この人がいてくれてよかったわあって。

星野　それに対して、お礼とか言うんですか？

いとう　まあ「ありがとう」って一応言う。恋人みたいにやってるよ。

星野　すごいな……。

いとう　すごいよ。昨日は、急に「マッサージ行ってきました」っていう報告が来たの。そんなの俺に言われてもさ、「ああそう」としか返しようがないんだけど。まあ、マッサージに行って、気持ちよかったんでしょうね。で、みうらさんは当然、俺の反応も見てるわけ。「そうなんだ！」って明るく返せばいいけど、「そうなんだ……俺も肩凝っててさあ」とか暗く返したら、すぐに電話かけてくる。「いとうさんどうしたの？」って。

星野　その電話でほんとに辛いことは話せるんですか？

いとう　それがすぐには話せないんだよね。だけど、あの人の場合、むこうから勘づいてしつこく攻めてくるから。「いとうさん、ちょっと飲みに行こう」とか「俺になら話してもいいんじゃないか」とか。

お客さん　（笑）

いとう　すごい言われるから。「もうわかったわかった！」って感じで悩みを相談するっていう。そういうのはすごくありがたい。

星野　最高ですね。

いとう　星野くんとみうらさんがいるから、俺の態勢はかなり盤石よ。でも、言えないこともあるよ。実際、言ったら壊れてしまいそうになることが自分を悩ませているし、それが言えないから症状に出る。だから星野くんのところに通っているわけだしね。

星野　それはそうですね。でも、みうらさんみたいな人がいるのは、すごくいいと思います。

いとう　星野くんには、俺にとってのみうらさんみたいな人はいるの？

星野　□□□の三浦康嗣とか、よく行く飲み屋の店主とかですね。ちょっとまじめな話になって、「ああ、その感じわかる」みたいにはなります。でも、あんまり話さないですね。辛いことを必ず話さなくちゃいけないわけじゃないような気もするし。

いとう　そうなんだよ！　話すことで自分が壊れちゃうんだったら、話さないほうがいいんだよ。でも、そのままだと辛いから、どうすればいいかっていう話なんだけど……。

星野　本当に辛いときはどうしてますか、ってことですよね？　どう辛いかにもよるんでしょうけど。

いとう　俺はね、辛さには2種類あると思う。ひとつは、薬でしか治せないやつ。明らかにうつ病だっていう場合とかは、ちゃんとした投薬が必要だと思う。でも、そうじゃない場合があるじゃない。生きていく上で辛いこととか、なんとなくモヤモヤして仕方がないこととか。脳の問題とは別のことね。これは分けて考えたほうがいいと思うんだ。だって、薬を投与したほうがいい人に「がんばって！」って言ったってしょうがなくて、そこは「病院に行こう！」でしょう？　胸を張って病院に行ってくれ。保険が利くぞ、薬代も安いぞ。それでいい。

星野　脳自体に何か問題が起こっている場合は、そうですね。

いとう　もうひとつの「生きづらさ」みたいな問題って、よく「辛いとき、誰か相談できる人はいますか？」っていう問いを呼び込んでしまうわけだけど、それって実はすごく強迫観念的だよね。俺は女の人からよく「わたし親友いないいんです」「いとうさんはみうらさんがいていいですね」とか言われるんだけど、それって、女の人たちの間で親友の存在が重要視されすぎてるからでしょ？

星野　男女の違いがあるのかなあ。

いとう　いや、なんか、俺が見た限りでしかないけど、男の場合は、「おまえと俺は親友だっ！」みたいな熱い友情って、とうの昔に終わってるから、大人になると、みんなわりと孤独に生活してると思うのね。それぞれが孤独をこじらせてるっていうか。

星野　たしかにそうですね。話せる人をつくるのは結構難しいです。

話す相手は人じゃなくてもいい

いとう　あと、この社会では、なかなか他人を信用できないよね。俺とこいつだけの秘密だと思っていても、すぐツイッターに書かれちゃったりしてさ。「いとうがこんなことを言ってて、もう草」とか。

お客さん　（笑）

いとう　「ふざけんなよおまえ、何が草だ！」みたいな。

星野　あの、草ってなんなんですか？

いとう　笑いのwでしょ。それが「www」ってなるとお弁当とかに入ってるバランみたいになるでしょ。それが草だよ。

星野　はあ〜！　視覚的な話なんですか！　すごいうまいですねえ。

トミヤマ　ちゃんちゃらおかしい、みたいなときに「おかしすぎて草生えるわ」とか言ったり。

星野　へえ〰〰〰！

いとう　変な使い方しちゃってるやつもいて、俺が前に見たのは「いとうせいこうライブw」ってやつ。「ふざけんな、こいつ！」って思ってよく見てみたら、ライブがカッコいいって言ってた。つまり、楽しいときにも「w」を使ってるんだよ。

星野　感情が動いたら草が生える……？

いとう　そういうことなんだろうね。正しい草の使い方を教えてもらってないやつは、楽しいときも草を生やす。

お客さん　（笑）

いとう　なんか変なところにつけちゃってるんだよ、ヒゲみたいに。

星野　でもそうやって、言葉の意味が変わっていくの、面白くないですか？

いとう　言語の面白さっていうのは、たしかにあるね。

星野　そうやって発達していくのって面白いなあ……僕、今すげえ草ですよ。

いとう　いやいやいや（笑）。その草は間違えた草だよ。

星野　そうなのか（笑）。

いとう　星野くんが「今日のトークイベントwww」とか書いたら、俺がっかりするからやめてよ……って、そうじゃなくて、親友問題って結構でかいって話よ。親友がいることには、すごい効用があると思うけど、その一方で、みんなに親友がいるわけないじゃないか、とも俺は思ってる。しかも、情報がすぐ流れてしまうこの社会で、誰を信用して、どこまで喋ればいいのかは本当に難しい。ひと昔前とは全然違うよ。

トミヤマ　あの、とあるアナウンサーから聞いたんですが、その方は、親友に喋ったことだって外部に漏れないとは限らないと思っていて、完全に人間不信なんですよ。それで、ネットにつないでいないパソコンを用意して、そこに思ったことを洗いざらい書くんですって。そうすると、すごくスッキリすると言ってました。

いとう　そうかあ〜！

星野　僕も患者さんに書いてみてはどうですか、って言うことありますよ。ストレス対処法のひとつですよね。書くのが苦手な人にはオススメしませんけど、そうじゃなければ、試してみたらいいと思います。あと、雑草をめっちゃ抜くっていう患者さんもいるんですよ。

いとう　雑草？

星野　はい、雑草を無心で抜くんだそうです。そういった、ものすごく個人的だけど、自分の気持ちが少しゆるくなるものを見つけるっていうのが「ストレスコーピング」と呼ばれるものですね。すごく個人的なものでよくて、これといった決まりもないんです。

いとう　長風呂とか、そういうことでもいいんだもんね？

星野　いいですよ全然。個人的で細かいことのほうが、より自分にフィットするんじゃないかと思います。そういうことをメモっておくと、そのメモがいずれ自分の「トリセツ」になります。

いとう　それ、前回俺が言ったミクシィじゃん。「自分のミクシィを見返してみろ」っていう。意外なところに自分をリラックスさせるライフハックがあるってことでしょ。

星野　そうなんですよ。

他者になりきって「書く」セラピー

星野　自分が思っていることを書くときは、誰が見るわけでもないので、まとまってなくていいんですよ。「疲れた」「あいつまじむかつく」みたいな感じで大丈夫。自分の中でグルグルさせないで、外在化させることが大事なので、ちゃんと書かなくてもいい。

いとう　翻訳をやるのもいいよ！　俺、このごろ翻訳がものすごい好きになっちゃって、能を現代語訳してるのね。ジェイ・ルービンさんっていう、村上春樹の翻訳をやっている人とやりとりしながら翻訳してるんだけど、翻訳の何がいいかって、自我と向き合う必要がまったくないの。人の文章を読んで、「こういう意味かな?」「こういうことを言いたかったんじゃないかな?」とかやってると、自分のことなんか、なんにも考えなくなるよね。もちろん、自分の奥底にあるものは何かしら出てくるのかもしれないけど、意識はしてないわけで。

星野　さっき僕は書くことで自分を外在化させるといいんじゃないかって話をしたんですけど、翻訳は外在化のさらに先というか、書くことで完全に自分から解放されるんですね、面白いなあ。

いとう　ほんとに無心になれるよ。

星野　翻訳するのは、外国語に限らなくてもいいですよね。

いとう　それは全然いいと思う。

星野　アニメやマンガを文章にするのはどうですかね？

いとう　ノベライズでしょ。それもいいと思うよ。

星野　このとき宮崎駿は何を考えていたんだろう、とか。乙事主《おっことぬし》ってなんだろうとか。

いとう　うん。いいと思う。小説を書き直すのもいいよね。それだって、広い意味では翻訳。個人訳だね。それやってると、だんだん小説うまくなるし、もしかするとデビューしちゃうかもしれない。多問多答から新しい作家が飛び立っていったらすごいよね。

星野　それは素晴らしいですね。僕、翻訳をやってる知人に聞いたんですけど、翻訳って「この人はこういう風な人生を辿ったから、こういうときはこの言葉を遣うに違いない」みたいな感じで、ちょっと憑依しないとうまくいかないらしくて。そうすると、さっきの銀ペンの話とも重なるんですけど、憑依することによって焦点がずれるじゃないですか。

いとう　そう、他人の心配をしてるときとすごく似てるよね。

星野　「メンタルコスプレ」みたいなものなのかなと。

いとう　そうそう。もうね、その人になりきってるから、自分の悩みとか、自我とか、言ってられないっていうか、そんなものあったら翻訳できないし、自然に消えていく感じがあって、それがすっごい楽なんだよ！　翻訳セラピーだね！

星野　僕は翻訳をやったことないですけど、よさそうですね。

いとう　ちなみに、今俺は「藤戸」っていう能の「憂しや思ひ出《いで》じ」っていう部分が訳せなくてあれこれ考えてるんだけど、考えてる間は、俺個人の悩みなんて一切出てこないもんね。

言葉じゃない表現も救いになる

私は美術の制作をしているのですが、芸術分野でもご活躍されているお二人は、「芸術」と「精神医療」と「救い」について、どのようにお考えですか。「芸術」は「精神医療」のように人々を救えるのか考えています。　匿名希望、28歳、女性、美術関係

いとう　難しいことを言いだしたね……。

星野　ん――。

いとう　あ、でも、鞆《とも》の津《つ》の話をすればいいのかな……。

星野　福山にある「鞆の津ミュージアム」ですか。

いとう　そう。

星野　僕の中では「アウトサイダーアート〈※2〉」という呼び方はしっくりこないんですけど、一般にはそう呼ばれている作品を展示しているところですね。鞆の津ミュージアムの母体は、知的障害を抱える人の福祉施設なので、利用者さんたちが作った作品を展示する場合もあるんですけど、それ以外にも、独自の視点で自主企画展を催して、日本全国から創作活動をしている人を発掘して、紹介したりもしています〈※3〉。学芸員をされている

〈※2〉正規の美術教育を受けずに、作品を作る人たちのアートが呼び方の上で区別されていることに違和感を覚えます。そうした枠組を作っているのがアーティストではなくて、自分を含めた部外者だからかもしれません。鹿児島に、知的障害を抱える人たちが入所や通所する福祉施設で、アートの発信の草分け的な存在でもある「しょうぶ学園」があります。「しょうぶ学園」では、作品を「アウトサイダーアート」と呼んで区別したりしません。施設長の福森伸さんとお話ししたときも（「FRaU」2020年1月号）、「彼らはつくるプロセスをやっているだけで、できたものが壊れてもなくなっても関係ない人が多いんです。僕らはそれを拾って世に出して評価や成果を求める」とおっしゃっていて、なるほどと思いました。ただ、自宅にこもって生活している人や路上生活者、障害を抱える人、それから受刑者などの作品を「アウトサイダーアート」と呼ぶことで、作品として素晴らしいけどなかなか知られない作品に触れられるようになるという現象は大切なことだとも思います。言葉とか枠組みって難しいですね。（星野）

津口在五さんは、「世の中にある断片的で小さい創作的な営みに光をあてる」ことを意識なさっているそうです。そういう細部の中に、想像もつかないような「合理性」とか「普通」が見えてくると、人間というのは本当に複雑でわからない存在だと感じるとおっしゃっていました。

いとう　大事な考え方だよね。

星野　ちなみに、僕が初めて鞆の津ミュージアムに行ったのは、2015年に行われた「障害(仮)」っていう展示です。この展示がまたすごくて、心打たれました。『幻聴妄想かるた』といって、幻聴が聞こえたり、妄想があったりする人の体験をかるたにしたものが展示されていたんですが、衝撃的でしたね。『幻聴妄想かるた』は世田谷区にある「ハーモニー」という就労支援の事業所（P85）が企画したもので、出版もされています。

いとう　いいねえ。

星野　「レストランでうんこの話がしたくてしょうがなくなる」とか。

いとう　すごいね（笑）。

星野　最高なんです（笑）。「にわとりになった弟と親友」とか、そういうのをかるたにしていて。一般の人も買うことができますよ。

いとう　マジか。

星野　はい。『幻聴妄想かるた』『新・幻聴妄想かるた』『超・幻聴妄想かるた』と3種類あって。

いとう　すごいね。

星野　すごいですよね、でも、「芸術が救うのか?」って訊かれると、どうだろうな……芸術活動は、自分から少し焦点をずらすという意味ではすごくいいと思います。

いとう　昨日は、今年から非常勤として働く知的障害の方の作業所（P85）に行ってきたんですけど、そこには演劇部があって、

星野　そんなのあるんだ、すごいね。

いとう　演劇のお稽古してましたよ。あと、そこの作業所には、バンジョークラブもあって、部長がパスカルズの原さとしさんなんです。みんなバンジョー全然弾けてないんですけど、めっちゃかき鳴らしてて。

星野　ノってんだ。

いとう　ええ、弾けてないのに、演奏がとってもよくてですね。あと、精神科医でくるみざわしんさんという人がいて、その方は脚本を書いてますね。この国や、この国の精神医療が内包する、治療という名の暴力とも言えるような部分に深く問題提起をするような作品

〈※3〉僕が図録に寄稿もさせてもらった「世界の集め方」という自主企画展で最も心打たれたのは、岡一郎さんの作品でした。人のうなじや生え際に思いっきりフォーカスした絵画や立体作品で、例えば野球観戦の絵だと試合の風景はぼやけていて、前の席の人のうなじだけが細かく描写されているんです。（星野）

なんですけど。

いとう　それは大事な指摘だよね。

星野　僕は今文章を書いたりとか、話をしたりとか、基本的に言葉で何かを伝えようとしてるんですけど、演劇や音楽や絵画のような、いわゆる言葉ファーストじゃない芸術って、もっと感覚的に訴えてくるものがあって、それじゃないと動かせない心の部分ってあるよなあという風に思いますね。自分が文章で書いているようなことを、たとえば演劇で表現されると、よりダイレクトに突き刺さる部分がある、ってことをここ最近思っていて。だからこれは結構タイムリーな質問でした。答えになってないかもしれないですけど……。でも、神田橋條治先生も、言葉を介さない「体感」のようなものを耕すには芸術に触れるのがよい、ということをご著書でおっしゃってもいます。

いとう　救いになるかどうかなんてわかんないし、そんなのは、ある種どうでもいいことじゃないか、っていう気もするんだよ。この世界は、筋の通ったことばかりじゃないでしょ。そういう世界のことを改めて思い出させてくれるようなものが、言葉以外の芸術の中にあったりして、そういうものを摂取しておかないと、言葉も鈍っていっちゃうってところがどうしてもあって。

星野　ああ、それはそうかも。言葉と言葉以外、両方必要なんですよね。

いとう　うん。俺も不思議なもんだけど、いっぱい原稿を書いてると、脳が痩せちゃった感覚に

障害者総合支援法

障害者（身体障害者、知的障害者、精神障害者、難病患者等）を支える法律のこと（18年4月から現行法が施行）。下にあげたような場所も、この法律によって、営まれています。書ききれないことがかなりあり……来るべき僕の単著で解説する予定です！

事業所（P82）・作業所（P83）

働きたいと考える、障害を抱える人が通う場所です。一般就労のために必要なスキルを身につける場や、働く場があります。「就労移行支援」「就労継続支援（A型）」「就労継続支援（B型）」「就労定着支援」などのサービスを実施しています。

グループホーム（P229）

障害を抱える2〜10人が共同生活を行う住居において、夜間や休日の生活の援助が行われます（共同生活援助）。

デイ・ケア（P248）

正式名称「精神科デイ・ケア」。精神障害を抱える人の社会生活機能の回復、症状再燃の予防などを目的として、個々に応じたプログラムに従ってグループごとに実施されるリハビリテーションです。文化活動や運動など様々な活動を行います。「デイ」の場合、作業実施時間は一人あたり一日につき6時間が標準とされています。実施時間の差によって「ナイト・ケア」「デイ・ナイト・ケア」「ショート・ケア」があります。

事業所、作業所、グループホーム、デイ・ケアって何？

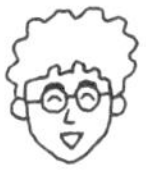

本文中で、精神的に調子が良くなさそうな人たちが集まっているいろいろな場所の話をしていますが、ここで簡単にご紹介しておきます。より詳しく知りたい方は、厚生労働省のホームページなどをご覧ください。

なるときがあるんだよ。そういうとき、たいていの作家は本を読んでそこから吸収するわけ。でも俺は音楽なんだよね。いい音楽を聴いていると、ぶわ――――っとまた自分が肥えてきて、書けるの。不思議なんだけどさ。

星野　めちゃくちゃわかります。

いとう　言葉じゃないものに、言葉が充填されることはあるし、逆に言えば、言葉じゃないものに対して言葉が充填していくこともあるだろうし。そこは行ったり来たりでいい。人間にはそれができるってことを知ってるか知ってないかで、ずいぶん違うんじゃないかな。

星野　言葉って人を頭でっかちにさせてきた1番のものじゃないですか。たとえばモヤモヤしてることを言葉にしようとすると、どうしてもモヤモヤの中から、何かがこぼれ落ちちゃうような気がするんですけど、言葉ファーストじゃないものって、そぎ落とす必要がないっていうか。だから、言葉に触れつつも、言葉以外のものも大事にするのがいいよな、って思うんですよね。だから、たとえば何かを書こうとするときに、書ききれないことがあっても全然いいんですよ。そういうもんだとわかっていて書くくらいでちょうどいいと思いますね。

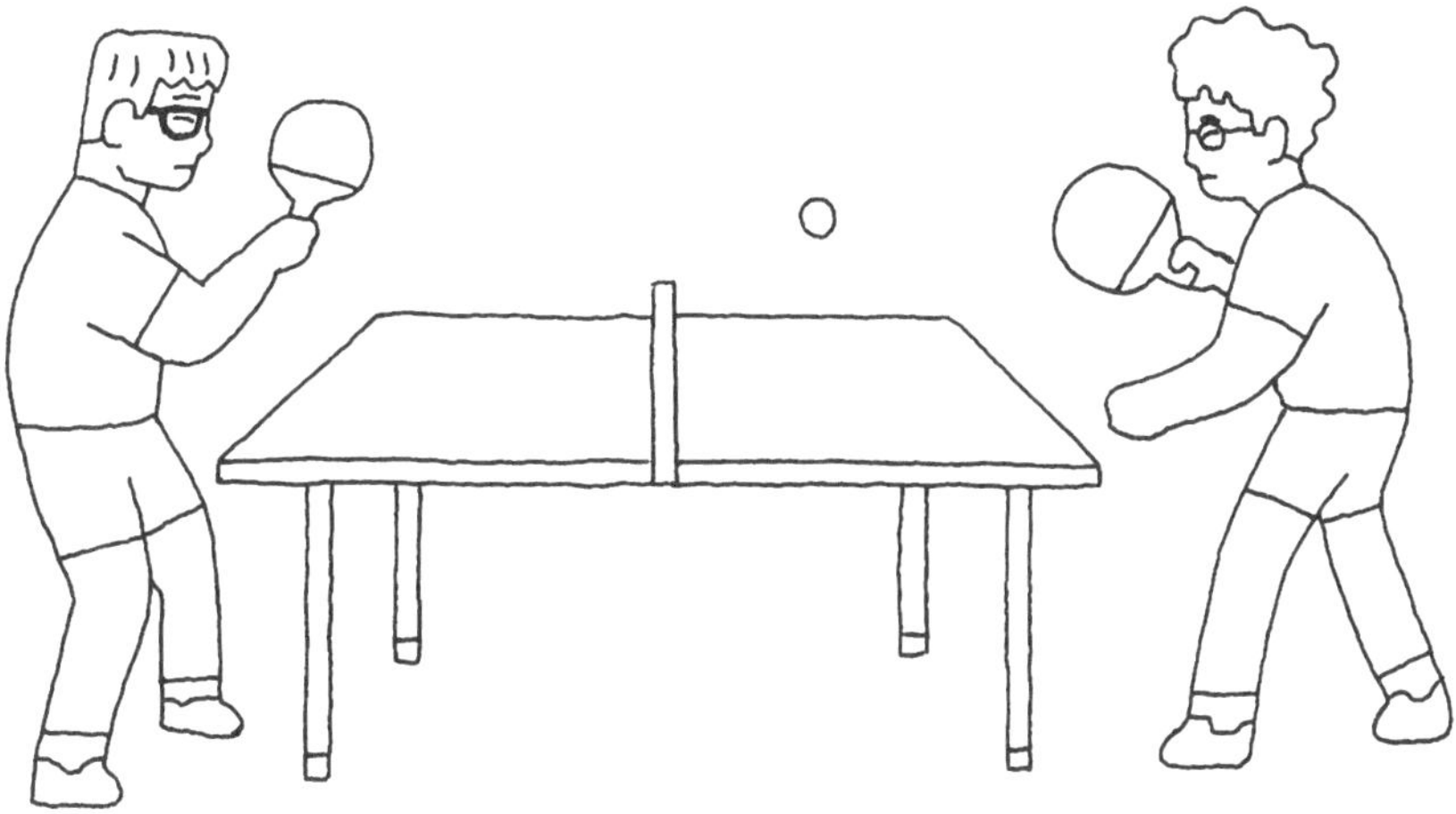

理屈じゃないものが人を解きほぐす

いとう　俺、今日朝の8時から謡の稽古があってさ。ドミニク・チェンさんや山本貴光さん、あと、今日からはジャック・デリダの研究者も来て、なんかすごいメンツでやってんのよ。

星野　それはすごいですね。

いとう　そしたらね、師匠の安田登さんも博識な方だから、話がまさに「言葉と音の問題」みたいなことになってきて。「ジャック・ラカンの『エクリ』は読んでわかりますか?」って安田さんが訊いたときに、みんなが「ああ、その問題ですか、おっしゃってる意味わかりますわかります」って感じでばーっと話しだしたのは面白かった。「講演の音源とか、喋っているのを聞くと、なんとなくつかめるけど、本だけだと途端にわからなくなるよね」って。

星野　ああ、それは面白いですね。

いとう　山本貴光さんは文筆家で、いろいろな人の話の文字起こしをしてるんだけど、浅田彰さんがそういうタイプだって言ってたな。音声を聞いてるときはよくわかるんだけど、文章に起こすと、ロジックが飛んでいて、よくわからないようにしか読めなくなるって。人の声だとわかるのに、文字にしたとたんにわからなくなるっていう論理がどうやらあるんじゃないか、みたいな話をみんなでしたんだよね。

星野　話し言葉特有のリズムとか、言葉に気持ちが乗る、みたいなことだと思うんですよね。

いとう　芸術にもし救いがあるのだとしたら、そこだよね。言葉だけで救おうとしたらうまくいかないことも、「音楽聴いたら気分よくなったわ〜」ってなったら、それはめっちゃ救われてるわけじゃん。

星野　メールとかラインだとすごく嫌な感じになるのに、会って話すとそうでもないとか、ありますもんね。やっぱり言葉に、人間味が乗れば乗るほど豊かなものになるっていうか、そんな感じはしますね。

いとう　そうなの。人間には本来そういうノイズを受け取る能力があって、そこも含めてのコミュニケーション能力なんだけど、今は文字情報が強すぎて、そういうものがないことにされがち。その問題は大きいんじゃないかと思うよ。

星野　そうですね。

いとう　このごろ読んだ本で一番面白かったのが、『タコの心身問題　頭足類から考える意識の起源』（みすず書房）っていう本でさ。タコの研究本なんだよ。タコの腕には神経系がびっしり張り巡らされているために、自分の腕をどう動かすのか、自分の脳だけではコントロールできていないらしいの。俺ね、タコの腕がそれぞれ違う動きをしちゃうみたいなことって、人間にもあるんじゃないかな、って思ってるところがあるのよ。判断するのが脳だけではない可能性は多分にあって、そこを刺激できるのが、芸術の力だろうなと。

星野　脳で考える理屈のほうが間違ってるかもしれないですからね。理屈じゃない働きもいっぱいあると思いますし、芸術はそういうところを刺激するものっていうか。

いとう　そうそう。だから、知らないあいだに、芸術によって解きほぐされてるってことはありうるわけ。

新しくこれを始めました

新年あけましておめでとうございます。（中略）本日は一粒万倍日で、新しい事を始めるのにいい日だとか。私は新規で銀行口座を開設しましたが、皆さんは年が明けて何か新しい事を始められましたか？

SHOKOSUN、女性、54歳、派遣社員になる予定

いとう　大安よりいいと言われてるやつですね。宝くじが当たると言われたりして。

星野　何が万倍になるんだろう……。

いとう　それはわかんないけど、何かの粒が万倍になってるんだろうな、やっぱり。

星野　見えないものかもしれないし……。

いとう　見えないものも万倍になってると思うよ。

星野　年が明けて新しいこと始めましたか、ってことなんですけど、なんだろうなあ。

いとう　俺は今頭おかしくなるほどポエトリーリーディングのほうに行ってる。ラップを一回やめてから、いろんなDJたちとダブリーリーディングみたいなことをずっとやってきたんだけど、実は同じようなことをしてる連中がいっぱいいるってことに去年気づいたの。実は1980年代のアメリカにラップが出てきた一方で、シカゴのマーク・スミスっていう人が始めたとされる、ポエトリーリーディングの流れもあったのよ。ポエトリースラムっていうものを作って、ラッパーがサイファーするみたいに、みんなで集まって詩を読み合ってたんだって。

星野　なんかカッコいいですね。

いとう　ポエトリースラムの流れは、実は日本にもあって、アンダーグラウンドですごい詩人たちがいっぱい活躍してたってことが、つい最近わかって、「アングラがまだあったんだ」って思って、ほんとに嬉しかったな……。ポエトリースラムには大会があって、三木悠莉さんっていう女性が日本大会で2連勝してるんだけど、今年もまた優勝して、パリに行って、世界中のアングラな詩人たちと戦うらしいのよ。

星野　そんなのあるんだ！

いとう　そうなの。いや～、すっごく面白いもの見つけちゃった、って感じ。すごくわくわくしてる。俺は、ラップに不自由さを感じて、ダブリーディングに行ってたわけだけど、「それで合ってたんだ」と思ったよね。で、俺もリーディングのイベントやろうと思っていて、バックバンドが、ドラム屋敷豪太、ベースWatusi、ギター會田茂一、キーボード龍山一平、サックスはコバヤシケン、っていうすごい状態。そこにオープンマイクでいろんな詩人が出てきて、5分ずつダブに合わせて詩を読む、っていうのをやります。もちろん俺もライブするし。それはぜひ来てほしいんだよね。

星野　面白そうですね。

いとう　きっと面白い！　だって、すごいやつらばっかなんだもん。どうかしてるよ、みんな。でもすごくいい。俺からは以上です！

星野　僕は今年に入ってから、すごい塩を見つけました。

いとう　ミネラル？

星野　ミネラルですね。伊勢のほうに、二見浦《ふたみうら》っていうところがあって。

いとう　俺も行ったことあるよ。

星野　そこにある「岩戸館」っていう旅館に泊まったんですよ。そこは塩を作ってる宿で、朝食にその塩を使った料理が出てくるんですけど……それこそ感じるものがある塩で……。

いとう　えっ、やばいことになってない？

星野　そういうんじゃないんですけど……ある意味やばいなあ！

いとう　ははは！　認めちゃった！

星野　宿の近くで、ずっと塩を焼いてるんですよ。その塩を購入しまして、

いとう　マイ塩だ。

星野　マイ塩を持ち歩いてます。あと、旅館の女将さんがめっちゃ話す人なんですけど、いわゆるナチュラリストでもなくて……もっとナチュラリストみたいな感じの人で……。

いとう　どういうこと？　動物みたいな人なの？

星野　それ、究極すぎます（笑）。

いとう　究極のナチュラリストだよね、猫とか犬とか、ああいう連中。お尻出して歩いてるんだもん。

星野　あはは。服着てる犬も、お尻は出てますもんね。

いとう　出てる。ナチュラリストとしての誇りがあるんだろうね。

星野　ナチュラルなものに縛られているナチュラリストもいるじゃないですか。でも女将さんはそういうのでもないんですよ。みなさん、機会があったらぜひ岩戸館へ！

いとう　じゃあ、次の多問多答で塩を販売してよ。女将さん呼んで話してもらってもいいし。

星野　来てくれそう〜！

いとう　はは！　どうなっちゃうのか知らないけど、きっと3回目もありますから。ポストも作るしね（と言いながら、妙な動きで椅子に背中を擦りつける）。

星野　……どうしたんですか？

お客さん　（笑）

星野　その椅子が気持ちいいのかな？

いとう　いいのかも。今までこんな動きしたことないもん俺。やっぱ、これ、一粒万倍日ですよ。何かが増えてる。

星野　新しい発見ですね。

いとう　ええ。みなさまにも新しい発見があれば、と思います。

星野　今日も3つか4つしかお悩み読めませんでしたね……。

トミヤマ　ふふ、全然進まないんですよ。

星野　ですよねえ……いくらでも話していられるんだよなあ……。

いとう　そうなんだよ。

星野　脱線もしちゃうしなあ……。

いとう　脱線していいんだよ。それに、たぶんだけど、結構いいこと言ったよ！

一休み2

考えるってどういうことだろう

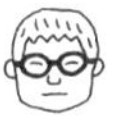

えー、ゲラというものがありまして、本を作る過程で文章の誤りを探したり、調子を整えたりするために編集者と作者と校正者が共有するものなのですが、それをちらっと読みだしたら面白くてやめられなくなりました。

基本的に前著『ラブという薬（以下ラクス）』は、精神科医の星野君が患者の俺とともに「気持ちが荒々しくなる日常」をどう過ごしましょうかというような、たぶんそんなことを対談していたと思うんですね。

その続編であるこの『自由というサプリ』、略して「自プリ」もまた、普通はそうなるはずじゃないですか。でも「ラクス」に増して今回はテーマからずれるずれる。俺たちは比較的マジメな態度で悩み相談を受けているにもかかわらず、どうしようもなく枠組みが変わってしまうのです。

例えば「朝起きられないんです」という悩みがあれば、朝起きる必要はないとシンプルに答えるのでしょうが、いったい朝とはなんであるかみたいな話になりますよね、「自プリ」では。いや、起きるとは何かともなっていくでしょうし、そもそも起きずに一生を過ごすことはできないかどうか一応考えてみたりするはずです。

で、なんかその会話が無性におかしかったりするのだけれど、なぜかと考えてみると決して話が横にずれているだけじゃない、〝枠組み自体が変わる〟からじゃないかと思うのですね。いったい朝とはなんだと言い出したら、起きられないという悩みのレベルとは違う場所に出るわけです。別にどちらが上とは言う必要もない。ただ階層が変わっている。

起きずに一生を過ごせないか、を考える場合も同じです。朝とは何かという思考の階層から、考える枠組みが変わっている。そして私たちは考えることにおいて、たいていそういうことをしてるのです。

にもかかわらず、「いや、元の質問に戻ろう」なんてマジメな反省もする。しかし階層で言えば、戻ったところでもう枠組みが変わっているのです。ゆえに硬直がいったんほぐれる。

ただ、だからといって、いいことばかりではない。時間が無駄になるとも言えるから。けれど時間ってなんでしょうか。無駄とはなんだ？　それよりなにより、そんなことを考えてることが最も無駄なんではないか。

今は以上です。

その3 失敗しても大丈夫

今回も満員御礼！

いとう　もうね、回を重ねるごとにお客さんが増えちゃって……。
星野　ほんとですね。
いとう　これは、熱気というか……圧力？
お客さん　（笑）
星野　圧力って（笑）。
いとう　なんだかおかしなことになっちゃってるけど、こうなったら、青山ブックセンターは椅子を買い足すべきだね。もっと会場を埋めたほうがいい。
星野　なんか、真ん前に1個……。
いとう　これだけ人がいるのに、俺らの真ん前の席が1個空いてるんだよ。なんか、自然と手が合わさるね。
星野　これはいるんじゃないかっていう（笑）。

いとう　仏と一緒だよ。

星野　僕もそう思います。

メガネが変で、いいことが起こる

いとう　俺、この珍妙なメガネをかけてるじゃないですか。

星野　ええ、まあ。八角形の。

いとう　俺はこの八角形を「わ、やった！」と思って買ってるわけ。「誰もかけない！」って。

星野　お気に入りなんですね。

いとう　これはね、高橋一男さんという方が変わったメガネばかりセレクトしているお店「リュネット・ジュラ」で買ったんですよ。それでね、こないだこれとは別のメガネを直してもらおうと思って、お店がある表参道に行ったわけ。で、そこに行くと、だいたいは直してもらうやつ以外も「拭きましょうか？」ってなるのね。

星野　きれいにしてくれるんですね。

いとう　そう。だから八角形も渡したのよ。そしたらさ、他のは大丈夫だったんだけど、八角形だけ見えにくくなって返ってきたの。

星野　拭いただけのはずが……。

いとう　なんか変なの。それで「おかしいです」って言ったら「角度ですかね？」とか言って、フレームの角度を微調整したりして。

星野　はいはい。

いとう　だけどやっぱり見えないわけよ。視界の下半分がどよ～っとしてるの。俺さ、そういうとこよくないと自分でも思うんだけど、ものすごくめんどくさがり屋だから「もういいや」ってなっちゃうんだよね。マッサージとかでも、全然よくなってないのに「あ、治りました！」とか嘘ついちゃう。だから、どよ～っとしてるのも、もういいやと思って……。

星野　そのうちどよ～っとしなくなるかも、とか考えたり。

いとう　そうなの。でも、全然よくならなくて、しばらくしてから「あっ！　これ、上下が逆だ！」って気づいて。

星野　ああ～！

いとう　レンズが八角形だから逆になりうるでしょ？

星野　そうですけど、なんで片っぽだけクルッて逆になっちゃったんでしょう？

いとう　そいつがレンズを外してきれいにしたんじゃないの？

星野　今「そいつ」って言いましたね。

いとう　だって、どよ～っとさせたやつだよ、そいつは。それで今日このイベントが表参道であるから、ついでに寄ろうかなと思ったんだけど、いろいろ用事をこなしてるうちに、時間ギリギリになっちゃって、もう走って行って「これ、逆だよね!?」って言ったら、店の中に知ってる人がいて。メガネ外してるから、一瞬わかんなかったんだけど、s-kenさんだったの。東京のアンダーグラウンドシーンをずーっとまとめてた人で、俺にとって音楽の世界の大先輩なんだけど。「s-kenさん!」って声かけたら、向こうもメガネかけてないから、すぐにはわかんなくって。お互い視界が悪い。

お客さん　（笑）

いとう　でも最終的に「おお、いとうくん!」っていうことになって抱き合っちゃった。しかも、それがきっかけで、こんど一緒にイベントやることになったんだよね。

お客さん　（笑）

星野　それはすごいですね。

いとう　メガネ屋でいきなり会議が始まっちゃって。s-kenさんいわく、キャパが500～600人の会場で使えるところがあるから、新しいバンドをプッシュしていくイベントを二人でやらないかと言いたかったけど、なかなか言う機会がなかったと。「えっ、今なの!?」っていうタイミングだったけど、立ち話でポンポン話がまとまって……とにかく、このメガネがおかしくなったおかげで、また新しくアンダーグラウンドなイベントの企画が立ち上がっちゃった!

星野　ああ、メガネの不具合がそことつながるんですね。

いとう　だって、このメガネがクルッとなってなかったら、そんな偶然起こらないじゃない?

星野　そうですね。で、結局、メガネはどうなったんですか(笑)。

いとう　俺たちが立ち話している間ずっとメガネ屋が調べたり直したりしてたよ。で、向こうで「すみませんでした!」って声が聞こえるわけ。やっぱり逆だったんだよ。

星野　あいつが(笑)。

いとう　「あいつ~!」っていうね(笑)。でも「いや、いいですよ」と思った。おかげですっごく面白い話になっちゃったから逆にいい、と。そういうことってあるんだよねえ。

星野　ありますよね。一見すると「運が悪いな」とか「なんで自分はこんな目に遭うんだろう」とか思いますけど。

いとう　そうそう。最初はそう思うの。わざわざメガネひっくり返しに行かないといけないのって、めんどくさいじゃない?

星野　「なんだよ~!」って思いますよね。

いとう　正直思った。思ったけど、ご機嫌なことが起こっちゃったから、もういいの。その場で

星野　電話をかけて、Jagatara の Oto さんとも何十年ぶりかで話ができたし。嬉しかったなあ。だから、人間って、あの、なんて言うんですか？　縄があるじゃないですか？　縄が、こう……

いとう　「禍福は糾《あざな》える縄の如し」だね。

星野　ああ、それですそれ。

いとう　「禍」は災い、「福」は幸福。いいことと悪いことは、縄をより合わせたみたいになっている。そういうことわざです。

星野　……すみません、不勉強で。でも、やっぱりそういうことだと思います。物事の考え方として「こうなるはずだったのにならなかった」ってことに対してヒステリックになるよりも、「まあ、それは何かの過程かもしれないし、さらに面白いことが待っているかもしれないぞ」っていう風に考えるほうがいいですよね。

いとう　そう！　だって災いの原因なんて、どうせわけわかんないんだから。「こんなことになっちゃって嫌だなあ」って思うことはもちろんあるけど、自分の力ではどうにもできないんだから、深く考えてもしょうがないじゃん、って。

星野　そうなんですよ。

いとう　だから俺はすぐ忘れちゃう。そのほうが気楽。

星野　忘れるというか、こだわらないことが大事なんですよね。
いとう　そうそう。それそれ。
星野　まあ、それをことわざで言うなら禍福は……？
いとう　糾える縄の如しです。
お客さん　（笑）

回り回って、いいことが起こる

星野　僕もこのあいだ、似たようなことがあったんですよ。営業に来ていた製薬会社の人に「薬も大事だけれど、それよりも他人との関わりとかが大事ですよね」って……
いとう　話しちゃったんだ。
お客さん　（笑）
星野　話しちゃったんですよ。抗うつ薬ってそんなに効果が出ないこともあるなと感じていたので、つい言っちゃって。その日は、営業さんと一緒に彼の上司が来ていて、「自分は○○製薬……（具体名を出してしまう）」
お客さん　（爆笑）

星野　「……（続けようとする）の者なんだけど、その考え方は」

いとう　いや、そこは会社名伏せるところじゃん！

星野　いや、その、出ちゃった（笑）。この話、初めて人にするから、こう、なんて言うんですか……

いとう　ああ、練れていないのね。でも社名のところ強めに言ってたよ。

星野　すみません（笑）。で、その上司が「その考え方は」って言ってきたので、これは怒られる……怒られるっていうか、反論されると思ったんですよ。そしたら「大賛成です！」ってなって。

いとう　予想が外れたわけだ。

星野　はい。それで、その時期にたまたま音楽の仕事で関わった知的障害を抱える人たちが通う福祉施設があって、そこの理事長さんが、この製薬会社にいた人だったんです。それで、理事長さんにこんなことがありましたって話をして盛り上がったりして。それが前回お話しした、演劇部があったりバンジョークラブがあったりするところなんですけど。

いとう　ああ、あそこか。いいねえ。

星野　すごくいいんですよ。それこそ1個の寄合所みたいになってるんですよ。

いとう　ここみたいなもんでしょ（笑）。

お客さん　（笑）

星野　いや、もっとアクティブですよ。

いとう　え、でも、こっちもこれからアクティブになるから。バンジョークラブとかできるし。対抗していくからね。ライバルだライバル。

星野　で、僕、そこに勤めることになって。

いとう　えっ！　もう勤めることになっちゃったの？

お客さん　（ざわめき）

星野　まあ、非常勤なんですけど。話が盛り上がった流れでその日に決めました。

いとう　非常勤でもすごいじゃない。これさ、総じて言えることは、関わりを断とうとすると、かえってめんどくさい関わりが残っちゃうってことだよね。こっちから関わっていくと、こっちのものになっていく、っていうか。

星野　そうなんですよね。

いとう　「運」というか「ノリ」みたいなものってあるんだよね。ただ、調子がいいときほど、変なオファーがきがちっていうのもあってさ。やっぱ長年フリーをしてるとそういうことが起こるんだよな。

星野　調子がいいときですよね？

いとう　そう。調子が上がってくると、邪気もわ〜って来るからね。

お客さん　(笑)

いとう　そこは見極めていかないと。やばそうなやつに「いとうさん！　今○○の話してましたよねっ？」って寄って来られても逃げなきゃダメ。

星野　その見極めは……？

いとう　難しいんだよねえ。

星野　「こいつはやばい」っていうのは、あれですか？　体感でしかないんですか？

いとう　本当のこと言うと、その時点ではよくわからないんだよね。

星野　わからないんですか(笑)。

いとう　うん。やばいかどうかって、完全に逃げちゃうとわかんなくなっちゃうでしょ。先方からちょっとは情報を得ないといけないから。

星野　たぶん、みなさんの中には、「何事も経験だ」って感じで、全部受け入れてしまって、ひどい目に遭ったことがあるという方がいらっしゃると思うんですね。なので、そこを見極めるコツがあるといいですよね。

いとう　コツは……ないんだよねえ！

お客さん　(笑)

詐欺師すら面白い

いとう 俺の両親は老人用マンションみたいなのに入ってるんだけど、こないだマンションのフロントに「マツザワさん」って人から連絡あって、その人が俺の知り合いの息子だ、って言ったらしいの。

星野 いとうさんのお知り合いの息子さんが、なぜいとうさんのご両親に連絡を……？

いとう その息子が言うには「親父がもう死にそうだから、いとうさんに連絡がしたい」ってことらしくて、電話番号も伝えてきてるんだけど、そもそも俺にマツザワっていう名前の知り合いがいないわけよ（笑）。

星野 マツザワさんのお父さんの名字はマツザワじゃないかもしれないですよ。

いとう でもさ、そういうときに、マツザワじゃないのにマツザワって言っちゃう息子もどうかしてるよね。

星野 それはたしかにそうですね（笑）。

いとう これ、俺は詐欺だと思うんだけど、どんな詐欺なの？

お客さん （笑）

いとう すっごい興味があるのよ！　実は、電話番号もメモってあるんだよね……。

星野　マツザワさんは、「いとうせいこうの両親」だってわかって電話かけてきてるんですかね？

いとう　フロントが電話を取っちゃったから、そこら辺はよくわかんない。でも、たぶん、マツザワさんは俺のことを「正幸《まさゆき》さん」って呼んだと思うのね。俺の詐欺の見抜き方はすごい簡単で、「まさゆきさんいますか？」って言ったら、まあ詐欺だね。漢字だけ見て「せいこう」って読むとは思わないから。

星野　たしかに最初から「せいこう」とは読まないかも。

いとう　で、俺はやっぱりその電話番号に後ろ髪を引かれるような興味があるから、ネットで調べたりしてるのよ。

お客さん　（笑）

いとう　でも出てこないんだよねえ（笑）。相手も尻尾をつかませないんだよ。そうなると、もうこっちから電話かけるしかないでしょ？

星野　危なすぎる（笑）。

いとう　そう、俺は今ちょっと危ないところにいると思うんだ。このまま電話をかけちゃったら、悪いやつにつながる流れだとはわかってるんだけど、それでも興味はある……。

星野　気がゆるんだら電話しちゃうかも！

いとう　しちゃうの！　お酒飲んでる時代だったら、とっくに電話してる。今はもうほとんど飲んでないから大丈夫だけど、飲んでたら危ないよ。「（声色を作って）あの、マツザワさん、お父さんは大丈夫ですか？」とか言いたいもん。

お客さん （笑）

いとう そうなったら、俺のほうも一所懸命に芝居しなきゃいけないよね。ある意味でこっちも詐欺を働くわけだから。

星野 こっちを騙そうとしている人を騙すわけですもんね。

いとう そうなんだよ。知り合いの橘右之吉さんっていう江戸文字書家のところに、昔オレオレ詐欺の電話がかかってきたらしいんだけど、「息子さんが交通事故を起こして大変なことになってます」って言われた瞬間、「あ、これは違うな」って思って「そんな息子はどうぞしょっぴいてください」と。

お客さん （笑）

いとう そういうのって面白いじゃん。俺もやりたいよ。今どき「しょっぴいてください」なんてなかなか言う機会ないしさ。

星野 落語みたいですね。

いとう ……星野くん、今日もそろそろカーディガンを脱ぐ時間じゃないの？

星野 いやいや、いつもマクラが終わったら僕が脱ぐとか、そういう決まりないですから（笑）。

参加者みんなで場を作りたい

いとう　多問多答のポストができてよかったね。
星野　そうですね。
いとう　みんなどうもね。
お客さん　（拍手）
いとう　（手渡された作品の束を見て）こんなに来てるんだ。なんかこう、怖いよね。
お客さん　（笑）
いとう　でもありがたいね。なんか、どの紙も茶色いな……「困った人が入れてんだなあ」って感じがすごくする。
星野　ジンを作るから締め切りがあったんですけど、その後にも投稿がありました。
いとう　それは第2号に回そう。
星野　そうですね。
いとう　さっきチラッと見たんだけどさ、「カレーを作っちゃダメか」っていう投稿があったよ。
星野　カレーを売る……。

いとう　いや、もうここで作るんだよ。
お客さん　（笑）
いとう　でも青山ブックセンター的にカレーの匂いはダメだよね。でも、家で作ったカレーを持ってくる場合はどうなの？
店長　さすがにちょっと厳しいですかね。
いとう　おむすびとかだったらいいの？
店長　う〜ん、あんまり……。
いとう　飲食全般がダメなの？
店長　アタる可能性があるものはちょっとアウトかなと。
星野　アタらないものって何かありますかね。
いとう　スルメとかあるじゃん。乾物。
店長　乾物は大丈夫ですね。
いとう　乾物は大丈夫（笑）。ああ、じゃあ豆を煎ってもいいわけだ。
星野　あの、今、ちょっとリンクしているようで全然別の話をするんですけど……
お客さん　（ざわつき＆小笑い）
いとう　えっ、ふつう逆じゃない!?　ふつうは、すごく離れているようでいて実はリンクしているときにそういうことを言うんじゃないの？

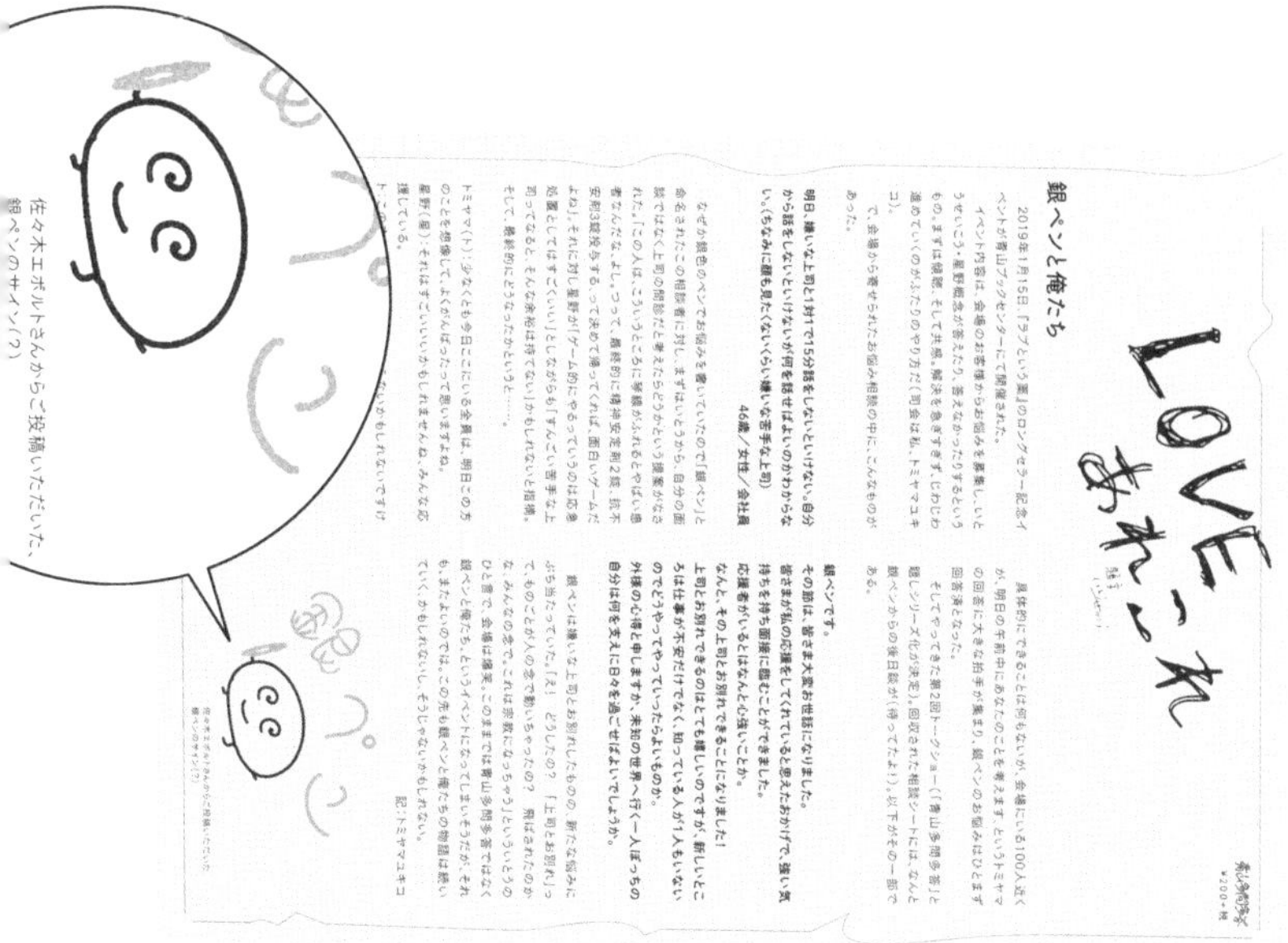
LOVEあれこれ
銀ペンと俺たち
佐々木エボルトさんからご投稿いただいた、銀ペンのサイン(?)

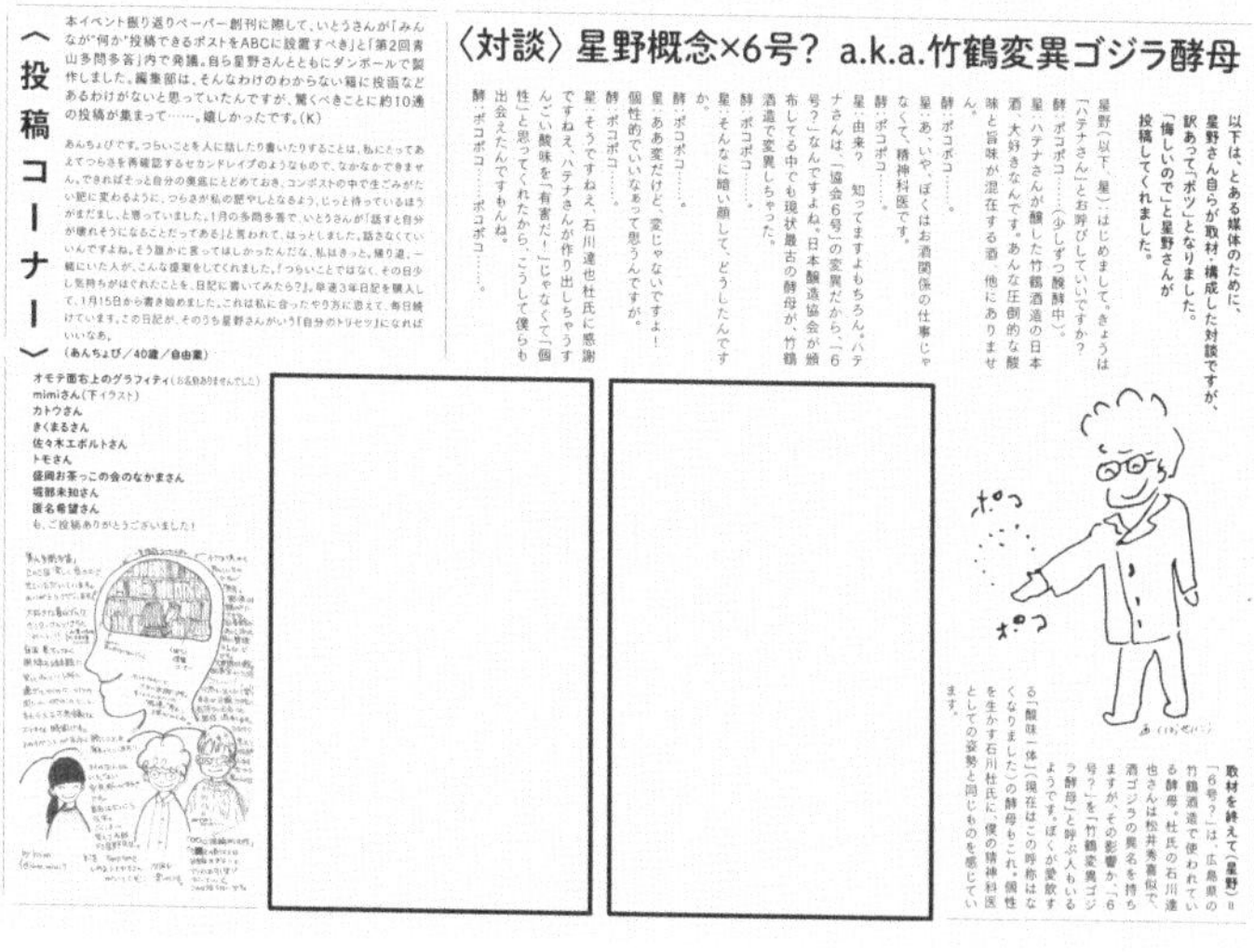

〈投稿コーナー〉

本イベント振り返りペーパー創刊に際して、いとうさんが「みんなが"何か"投稿できるポストをABCに設置すべき」と「第2回青山多問多答」内で発議。自ら星野さんとともにダンボールで製作しました。編集部は、そんなわけのわからない箱に投函などあるわけがないと思っていたんですが、驚くべきことに約10通の投稿が集まって……。嬉しかったです。(K)

あんちょびです。つらいことを人に話したり書いたりすることは、私にとってあえてつらさを再確認するセカンドレイプのようなもので、なかなかできません。できればそっと自分の奥底にとどめておき、コンポストの中で生ごみがたい肥に変わるように、つらさが私の肥やしとなるよう、じっと待っているほうがまだまし、と思っていました。1月の多問多答で、いとうさんが「話すと自分が壊れそうになることだってある」と言われて、ほっとしました。話さなくていいんですよね。そう誰かに言ってほしかったんだな、私はきっと。帰り道、一緒にいた人が、こんな提案をしてくれました。「つらいことではなく、その日少し気持ちがほぐれたことを、日記に書いてみたら?」。早速3年日記を購入して、1月15日から書き始めました。これは私に合ったやり方に思えて、毎日続けています。この日記が、そのうち星野さんがいう「自分のトリセツ」になればいいなあ。

(あんちょび/40歳/自由業)

オモテ面右上のグラフィティ(お名前ありませんでした)
mimiさん(下イラスト)
カトウさん
きくまるさん
佐々木エボルトさん
トモさん
盛岡お茶っこの会のなかまさん
堀部未知さん
匿名希望さん
も、ご投稿ありがとうございました!

〈対談〉星野概念×6号? a.k.a.竹鶴変異ゴジラ酵母

以下は、とある媒体のために、星野さん自らが取材・構成した対談ですが、訳あって「ボツ」となりました。「悔しいので」と星野さんが投稿してくれました。

星野(以下、星):はじめまして。きょうは「ハテナさん」とお呼びしていいですか?

酵:ポコポコ……(少しずつ醗酵中)。

星:ハテナさんが醸した竹鶴酒造の日本酒、大好きなんです。あんな圧倒的な酸味と旨味が混在する酒、他にありません。

酵:ポコポコ……。

星:あ、いや、ぼくはお酒関係の仕事じゃなくて、精神科医です。

酵:ポコポコ……。

星:由来? 知ってますよもちろん。ハテナさんは、「協会6号」の変異だから、「6号?」なんですよね。日本醸造協会が頒布してる中でも現状最古の酵母が、竹鶴酒造で変異しちゃった。

酵:ポコポコ……。

星:そんなに暗い顔して、どうしたんですか。

酵:ポコポコ……。

星:ああ変だけど、変じゃないですよ!個性的でいいなあって思うんですが。

酵:ポコポコ……。

星:そうですねえ、石川達也杜氏に感謝ですねえ。ハテナさんが作り出しちゃうすんごい酸味を「有害だ!」じゃなくて「個性」と思ってくれたから、こうして僕らも出会えたんですもんね。

酵:ポコポコ……ポコポコ……。

取材を終えて(星野)=「6号?」は、広島県の竹鶴酒造で使われている酵母。杜氏の石川達也さんは松井秀喜似で、酒ゴジラの異名を持ちますが、その影響か、「6号?」を「竹鶴変異ゴジラ酵母」と呼ぶ人もいるようです。ぼくが愛飲する「醸味一体」(現在はこの呼称はなくなりました)の酵母もこれ。個性を生かす石川杜氏に、僕の精神科医としての姿勢と同じものを感じています。

「多聞多答」のジン「LOVEあれこれ」vol.1。星野さんはエッセイを寄せ、そこにいとうさんが挿絵を寄せている。いとうさんは自分の絵が下手すぎるのを普段からおもしろがっているのだが、これは割にうまくかけて悔しそうだった。題字もいとうさん。裏にはサインスペースも。

星野　でもなんか話しはじめちゃったんです（笑）。

いとう　じゃあ話していいよ（笑）。

星野　しかもなんのオチもないんです。診察のときに患者さんと「ストレスを抱えてるときにどうしてます？」みたいな話になって、その方が「自家焙煎をするとすごくいい」っておっしゃってたな、と。

いとう　焦がしちゃいけないから、じーっと集中するじゃない。パイプをふかしてるときと同じ感覚っていうか。

星野　なるほど。

いとう　強く吸っても弱く吸ってもダメなんですよ。火を一定に保ち続けなきゃいけないから。

星野　ひとつのことに集中するのは、心の安寧にとっていいですよ。

いとう　じゃあ、コーヒー豆も持ってきていいことにしよう。で、星野くんの考え方では、お金を媒介するんじゃなくて、「100グラム欲しいから、一曲歌います！」みたいなほうがいいんでしょ？

星野　ああ、それはすごくいいですね。そうやって謎の経済が生まれたら、国みたいになる（笑）。

いとう　青山国家ですよ。いや、いいんじゃない？　なんか、ここもスタート1時間くらい前にオープンしちゃえばいい。ここで豆煎ったり、歌ったり、いろんなやつらがウロウロしてたら、こんなおかしなことはないもんね。

星野　そうですね。

いとう　おかしいと言われても、「でもまあ、国家ですから」ってことで納得してもらえばいい。

星野　ああ、それいいですね。そしたら僕らのトークはいらない気もしますけど……。

いとう　まあ、最終的には俺らが出てくるけど、その時間をだんだん短くしていけばいい。徐々に撤退していって。

星野　そうか、そうですね。

いとう　俺たちもいずれ登壇者じゃなくて参加者になる。そういうことでしょ？

星野　そうですね。……あれ、でも、これって、お金はお支払いいただいて……？

トミヤマ　お支払いいただいてます。

いとう　それはまずいな。有料なの忘れてて、毎回すっごい自由にやっちゃってたわ……お返しとしての情報が今のところ「メガネが壊れた」だけなんだけど、大丈夫？

お客さん　（笑）

星野　あと、コーヒーの焙煎。

いとう　でもまあ、お悩みに答えればいいんでしょ。答えさえすれば許されるでしょ。

星野　「答えればいいんでしょ」っていい加減な（笑）。

いとう　だって、今回もお悩み相談きてるんでしょ？　みんなどんどん書くようになったよね。

すごい進歩だと思うよ。なんでもいいから書くことは、俺たちに対するサービスだから。

お客さん　（笑）

いとう　いやこれマジで。ちょっとしか投稿がなかったら、客の俺らに対するサービスが悪いってことだから。

星野　あはは（笑）。

いとう　みんなは俺たちを接待し、俺たちはみんなを接待する、そんな気持ちで相互にやっていくのがこのイベントでしょ？

星野　ただ、まあ、入場料は取っているので……。

お客さん　（笑）

いとう　そうだった！　そこに貨幣の問題があったわ！

相談内容より気になること

トミヤマ　今回のお悩みは、大きく分けると「恋愛・仕事・その他」って感じなんですけど……。

いとう　へえ〜、そういうもんなんだ。

トミヤマ　はい。何からいきましょうか？

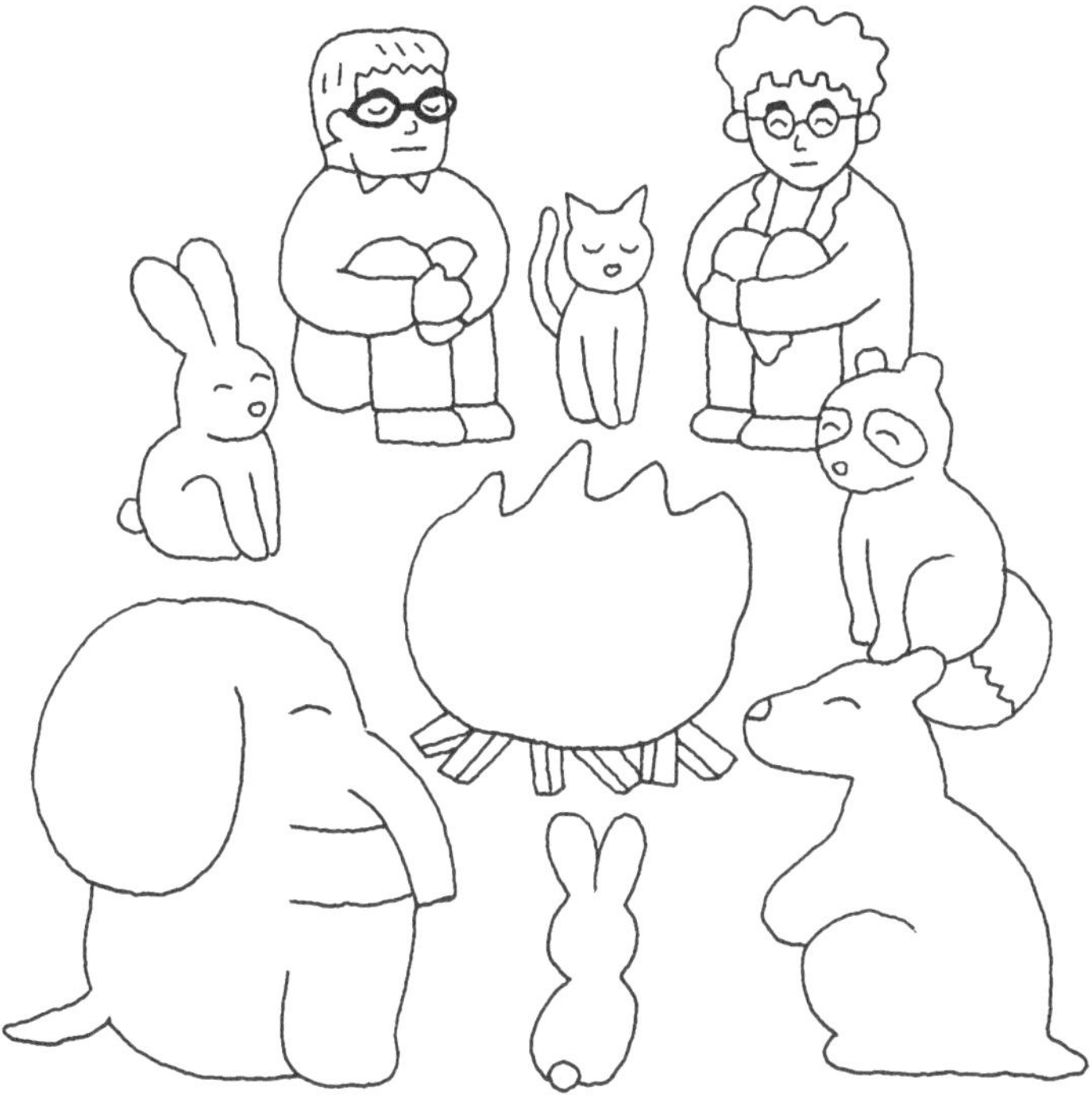

いとう　恋愛にしてよ……でもなんで俺たちに恋愛の相談なんかするんだろう？

お客さん　（笑）

星野　まあ、恋愛と仕事は大事ですよ。アイデンティティの話でもあるので。

いとう　自分が認められるか／認められないかの問題だね。じゃ、お願いします。

たぶん、お互いに特別だと思い合っている人と近付ききれません。ずっと付き合う一歩手前です。さみしさが募る時に、つい付き合いたいという期待が高まって、一緒に居たいがためにわがままを言ってしまいます。それで拒まれては傷ついて、喧嘩になって沈みます。わかっちゃいるけど同じことの繰り返し。もっと爽やかに生活したいです。

小太郎、34歳、男性、弁護士

星野　爽やかに生活したい……なるほど。

いとう　わがままを言えるってことは、結構なところまで進んでるんだよね？

星野　わからないですけど、そうっぽいですよね。

いとう　「お腹空いちゃったな」とか「一緒にご飯どう？」とか言うんだろうね。

星野　「お腹空いちゃったな」っていうのは「わがまま」なんですか？

いとう　いやいやいや（笑）。なんかそういう「わがまま」って、俺の中ではご飯のことが浮かんじゃうのよ。だっていきなりゴロニャンってわけにはいかないでしょ!?

お客さん　（笑）

星野　そうですけど、もうちょっと違うあれなんじゃないですか。

いとう　「俺なんかどうせ……」とか言って慰めてもらおうとしたりとか？

星野　いや、「今日は『おはよう』のラインがなかった」とかでは……？

いとう　ああ〜。

お客さん　（失笑）

星野　すごいシーンとしちゃった。

いとう　俺、結構恋愛のこと知らないみたいです！

お客さん　（爆笑）

いとう　えっ、トミヤマさんはどう見てるの？　あなた専門でしょ、こういう部門のことは。

トミヤマ　いやいやいやいやいや。

いとう　なんだ「わがまま」って？　付き合ってないけど、「たぶん、お互いに特別だと思い合っている人」に「わがまま」を言うってどういうことよ？

星野　これ、男性のお悩みなんですよね。

トミヤマ　はい。
星野　どういう状態なんでしょうね？
トミヤマ　今夜は帰さない、みたいな。
星野　ああ〜。
いとう　「朝まで付き合ってくれよ」とか言うのって、結構踏み込んでるよね？
トミヤマ　そうですけど「拒まれては傷ついて」と続きますから。
いとう　「帰ります」って言われる。それじゃあダメじゃん！　そんなの付き合う一歩手前じゃないでしょ？　でもさあ、これすごくいい文章なんだよなあ。このなんともしれない曖昧な表現、俺は嫌いじゃないからさ。
お客さん　（笑）
トミヤマ　「たぶん」から始まっていて。
いとう　「たぶん」ってのがもうすでにいいよね。
トミヤマ　「たぶん、お互いに特別だと思い合っている」
星野　ラブソングの歌詞みたい。
いとう　Aメロだよね。
星野　Aメロですね。
星野　「たぶん、お互いに特別だと思い合ってる人と近付ききれません」

いとう　うわっ、いい！　太宰治かと思ったよ。

星野　これ、「お互いに特別だと思い合っている」ってところからひょっとすると認知が、歪んでる（笑）。

いとう　歪んでる（笑）。

お客さん　（笑）

いとう　歪んでるって言ったら失礼だけど、そもそもの前提が間違っている可能性はあるよ。

星野　なんで特別だと思ってるのか小太郎さんに直接訊ければいいんですけどねえ。

いとう　お互いに「好きだ」って言ってるんじゃないんだよね。でも、付き合う一歩手前だってことは、もう付き合いたいわけでしょ？

星野　小太郎さんは付き合いたいんでしょうね。それで付き合いたいという期待が高まって、わがままを言う……けど拒まれてんじゃんか、おい！　ちょっと待ってよ（笑）！　拒まれてるぞ、小太郎さん！　やっぱりお互い特別だと思い合ってないんじゃないか!?

いとう　「拒まれてるぞ、小太郎さん！」っていいフレーズですね（笑）。

星野

トミヤマ　でも、付き合う前なのにちゃんと喧嘩になるなんて、ある意味すごいですよね。

いとう　ね。いい仲じゃない。だから周りの人に訊いてみればいいんじゃないの？「僕らはどう見えてるの？」って。

星野　たしかに。

いとう　「いや、ずっと拒まれてんじゃん」って言われたらもうダメだし、なんか上司に「いい二人なのにおまえたちのらりくらりしてんな」って言われれば「あっ、これは付き合ったほうがいいのかな?」って。第三者機関を入れるべきだと俺は思うな。

星野　第三者機関（笑）。まあ、周りに訊いてみるのはいいかもしれませんね。あと、思ってることが偏っていないかっていうのを書き出してみるのもひとつの手ですね。

いとう　項目を書き出すんだ。

星野　そうですね。お互い特別だと思っているとのことですが、なぜそう思うのかを書くとか。

いとう　根拠か。「一番熱々のコーヒーをくれる」とか?　ぬるいやつは他の人にあげてたり。

星野　「たしかにそれは特別ですね」みたいなことが書き出せると、もう少しわかることがあるかもしれませんね。

いとう　これ、小太郎は今後も投稿したほうがいいよ。その文章が結構いけそうだったら、リトルモアから出してもらえばいいじゃん。で、いつの間にか芥川賞獲ったりして。

星野　そしたらパーティー行きましょう。

お客さん　（笑）

いとう　行こう行こう。恋愛のお悩みって、いいね。

星野　なんか楽しくなってきましたね。

いとう　うん、楽しくなってきた。

「いとうは結婚好きだなあ」

結婚生活を長続きさせたいです。長続きの秘訣を教えてください。(今年1月に結婚しました!!)

やなせしんたろう、39歳、男性、看護師

いとう 結婚したばっかりだって。おめでとうございます!

星野 おめでとうございます!

お客さん (拍手)

いとう もう、結婚したって言いたいだけじゃん、こいつ!

星野 幸せなんですねえ。

いとう 幸せなんだよ、馬鹿野郎(笑)。こんなん訊かれても、俺には何も言う権利ないからね。めちゃめちゃ結婚してるんだから。

星野 ラジオできたろうさんに「いとうは結婚好きだなあ」って言われてましたもんね。

お客さん (爆笑)

いとう 結婚が好きなわけじゃないんだよ(笑)。いろいろあるんだよ、人には。

星野　そうですね、事情というものが（笑）。

いとう　俺はそんなだし、星野くんは結婚してないからトミヤマさんに訊くしかないよ、これは。

星野　まあ、そうですね。

いとう　うまくいってるんだから、この夫婦は。

トミヤマ　今のところはうまくいってますが……あ、この「今のところ」っていう感じが大事なんじゃないですかね？　「結婚したからもう安心」とか「結婚したから妻／夫としてこうあるべき」とか、そういう固定的な何かがあると思うと危ないと、個人的には思います。わたしなんて「いつ離婚を切り出されてもいい」と思って生活してますから。

いとう　マジか。

お客さん　（笑）

いとう　なんかあったら切腹、っていう気持ちをつねに持って（笑）。

トミヤマ　そうです。

星野　ええ〜、マジですか。

トミヤマ　いとうさんにも来ていただきましたけど、わたし結婚パーティーの挨拶で「自分が結婚できると思ってなかった」って言ったじゃないですか。

いとう　とにかく自己評価が低いんですよ、この人。

トミヤマ　そうなんです。だから「たまたま結婚できただけ」と思ってて。となると、これはもう、失敗を前提とした結婚ですので。

いとう　なるほど（笑）。

トミヤマ　もちろん失敗しないように努力するんですけど、そのためには「妻だから」じゃなくて、もっと柔軟に、目の前のアフロに対して……

お客さん　（笑）

いとう　夫はオカモト“MOBY”タクヤって言って、SCOOBIE DOっていうバンドのドラマーで、アフロなんですよ。

トミヤマ　そのアフロに対して何ができるかを、柔軟に考えることが大事なんじゃないかと。妻とか夫とか、そういうことじゃなくて、もっと個人的な関係っていうか。

いとう　偉いね。

トミヤマ　向こうも似たようなことを考えてると思います。なんせ、結婚願望がない女と結婚してますから、いつ飽きられるかわからないわけで。

いとう　ちょっとスリルを注入しておくといいってこと？　スリル注入？

トミヤマ　そうかもしれないですね。ちょっとは緊張感があったほうが……。

いとう　でもさ、スリル注入すると、ネガティブな人は「こいつ、もう俺に飽きたのかも」って疑心暗鬼になるんじゃやない？

星野 なりますよ。

いとう のほほんとしてるほうがうまくいくんじゃないのかな？

星野 のほほんとしているほうが——いや、僕はですよ？——うまくいくと思います。不安要素があったら、何もかも不安に思えてきちゃいますもんね。

いとう 星野くんは不安に思っちゃうのね。まあ、モビーはボーッとしてるからなあ。

トミヤマ してますね（笑）。

いとう だからいいようなものの（笑）。

トミヤマ そうじゃなかったら、うまくいかなかったということですか、危ない危ない。

傷つかないためにゴールを先延ばしにしてみる

星野 でも、もし破綻したとしても、失敗だって思わないのもひとつの手ですよね。

お客さん （笑）

いとう もうね、ゴールの向こう側にノーゴールの世界があって、死ぬときにどう思うか、っていうレベルで物事を見てるから、星野くんは。

星野 そうですね。まあ、僕個人のストレスの対処法なんですけど、この思考法だとあんまり傷つかないんですよ。心の中が般若心経みたいなことになるんで。

いとう 「色即是空　空即是色」ですか？

星野 そうです。たとえば、今ある形——自分の中にある「嫌な形」とか「きつい形」みたいなもの——は、今の形であって、この先もずっと同じ形とは限らない、っていう風に考えるんです。

いとう なるほどなるほど。般若心経も「続くものはない」って言ってるからね。

星野 はい。「これは失敗だ」っていう風にラベルを貼ってしまうと、失敗感が自分の中に生じるので、それをちょっと言い換えるというか……なんて言い換えたらいいか、そこは難しいんですけど。

いとう うーん……「これは骨折に過ぎない」とか？　だって死んでないもんね？

星野 そうですね。なんだろうな、僕が未婚なので、結婚の失敗をうまく言い換えられないんですけど、言い換えると結構気分が変わるとは思います。

いとう 俺的に言えば、このやなせさんもさ、新婚だからあれだけど、別に結婚がうまくいく必要ないんだよね。結婚に失敗したからって地獄に落ちるわけじゃないから。

星野 そうなんですよ。ただ、この方は長続きさせたいんでしょうね。

いとう そりゃそうだ。1月に結婚したばっかだから。

星野　まだ2ヶ月か……。
いとう　ほっかほかだよ、もう。
星野　そうですね。
いとう　こないだ役所行ったばかりだもん、この人。それはもう、嬉しくて嬉しくてしょうがないんじゃない？　いろんなとこで妻と落ちあってさ。
星野　たしかに。
いとう　俺は「二人でどんな映画観てるの？」とか逆に訊きたいのよ。生まれたての赤ちゃんは喋らないけど、結婚したてのこいつはよく喋るだろうし。
お客さん　（笑）
いとう　新婚の時期に観る映画ってどんなの？　幸せなときに人が選ぶものがあるわけでしょ？
星野　なるほど。それに興味があると。
いとう　すげえある。なんか『アクアマン』とか、馬鹿なの観てそうだなあ。
お客さん　（笑）
いとう　俺だって『アクアマン』観たいんだよ。でも、奥行きがあって、苦味も知った大人でいなければ、って思うと『アクアマン』はなかなか選べないのよ。こいつは今最高に幸せだから選んでいいのよ！　「うわー！　アクアマンだーっ！」って手叩いて（笑）。
星野　まあ、本当のところはわかりませんが、いとうさんの中で幸せな新婚さんは『アクアマン』を観ていると（笑）。

いとう　そうそう。

虫歯で死ぬこともあるらしい

歯医者さんがこわくて虫歯が治せずこまっています。こまったあげく、歯医者さんを好きになればと考えいろいろ妄想……こんどは好きになりすぎて、あぶない人になっちゃいけないと通うのをやめてしまう……そんな事のくりかえしで……虫歯が完治しません。

いとう　俺ね、今日ここに来る前、歯医者に行ったの。斉木しげるって人から紹介された歯医者で、ちょっと怪しいんだけど。

星野　怪しそうですね。

いとう　先生が江戸っ子的な人だから、ほんと短気っていうか、治療が速いわけ。そのかわり力が強くて、口の横が裂けてたりするけどね。

お客さん　（笑）

いとう　でも、俺は嫌いじゃないから、ずーっと通ってるの。とてつもなく麻酔の技術が高いのよ。ふと気づいたらもう麻酔が塗ってあってさ、「うわっ、やられた！」って思ったら、もう注射針が入ってる。

星野　「やられた」って思うんですね。

いとう　そうなの。「そういえばいとうさんさあ、こないだテレビで見たよ」とか言いながら、そのあいだに麻酔を塗ってるんだよ。

星野　ああ、上手ですね。

いとう　だから全然怖くない。あと、歯医者の「ガガガ、ギー、ガッ」みたいな音が嫌だって言う人いるけど、俺はノイズ系ミュージック好きだから全然平気。

お客さん　（笑）

星野　いとうさんは僕の病院でＭＲＩを撮ったときも「テクノみたいな感じでよかった」とか言ってましたね。

いとう　だって、完全にヤン富田ミュージックだもん、あれ。

星野　たしかにそういう聴き方もありますけど。

いとう　びっくりしたのが、俺の半年ぐらいあとに、80いくつの母親がＭＲＩやったんだけど、「あの音楽は不思議ね、いいわあ」って。すごいびっくりした。「お母さん好きだわ」とか言ってんの。アヴァンギャルド。

星野 ほんとですね。

トミヤマ うちの母親もすごく歯医者が怖い人なんですよ。で、ずっと歯を放っておいたんですが、最終的ににっちもさっちもいかない状態になったら、観念して通いはじめました。

いとう ふはは（笑）。なるほど。

トミヤマ だからこの方はまだ、

いとう 余裕があると。まだまだ歯が残ってる人のやり方だよね。

星野 でも、虫歯を放っておくと、最悪心臓にいくんで……。

いとう え？　なんで心臓にいくの？

星野 悪化して、抜歯が必要になったりすると出血しますよね。そうすると、血流に虫歯菌が入ってしまうリスクが出てきて、心臓に運ばれて悪さをすることがあるんです。

いとう 運ばれちゃうの!?

星野 そうなんですよ。心臓のところで感染層みたいなのを作って「感染性心内膜炎」っていうのになると、命に関わる状態になります。

いとう やば……。

星野 医師国家試験にもよく出てきます。「Q.虫歯のある人が来た……病名は？」……あっ、これは感染性心内膜炎だ！　みたいな。

いとう　ああ、もう確実にそれなんだ（笑）。

星野　そうなんです。だから虫歯は放っておかないほうがいいですね。

おばさんとミミちゃんに見る親子関係

いとう　俺、地方の島に遊びに行ったときに、途中で歯が痛くなっちゃって、しょうがないから知らない歯医者に駆け込んだわけ。で、妙に待たせるなあ、と思ったら、実はそこが最新の設備を持ってる医者で。

星野　へえ～！

いとう　ちっちゃい板みたいなのを持たされるんだけど、それを口のところにちょっと当ててるだけでレントゲンが撮れちゃうの。それで「これ、大したことじゃないはずです」ってことで、痛み止めを打ってくれて。

星野　遊びに行ってた島ってどこなんですか？

いとう　小豆島。猿を見てたら歯が痛くなっちゃって……お猿さんがたくさんいる区域があるんですよ。

星野　えっ、どこですか？

いとう　小豆島の上のほう。餌なんかあげると、何百匹も寄って来るの。そんでおばさんが二人いて、竹の棒で大量のお猿をさばいていくのよ。

お客さん　（笑）

いとう　ボス猿より偉かったね、おばさんたちは。完全に群れを指揮してた。そこではお猿のショーもあるから、「これは見なきゃ！」と思って待ってたら、向こうからさっきのおばさんがお猿を1匹連れてひょこひょこやって来て、「ごめんねー、みかん食べてて遅くなっちゃった」って。どういうゆるさなんだろう？　とは思ったんだけど、ミミちゃんがいろいろやってくれるのよ。竹馬乗ったりさ。

星野　ミミちゃんってそのおばさんですか？

いとう　おばさんじゃないよ（笑）！　猿！　猿のミミちゃん！　おばさんが「あたしミミちゃん」って言うわけないでしょ！

星野　いや、すごいいろんなことやるおばさんなんだなあと。

いとう　いやいや、ミミちゃんっていうお猿とおばさんがいるの。でね、ミミちゃんは小さいときにお母さんを亡くしてしまって、おばさんがかわりに育てたんだって。我が子のように甘やかしちゃったから、いまひとつ言うことを聞かない、って。言われてみればたしかに、竹馬をバッって放って、じーっとおばさんを睨んだりするのよ。

星野　反抗的ですね（笑）。

いとう　これどうなるんだろうと思ったら、おばさんが竹で床をビターン！って叩いて「ミミちゃん！」って叱る。それでしばらくするとまたミミちゃんは竹馬に乗るの。このことをツイッターに書きたいんだけど、そうすると愛護協会が黙っちゃいないじゃん？ミミちゃんを我が子のように抱いて寝たっていうのに、おばさんと引き離すのもなんだしさ……。みんなにも見てほしいなあ。超泣ける親子関係なんだよ。

星野　たしかにおばさんとミミちゃんの関係って、親子関係の基礎ですね。

いとう　どういうこと？

星野　要は「愛着」の問題に関わってくるんですよ。いや、でも、わざわざ精神医学のことにリンクさせなくてもいいか……。

いとう　いやいや、リンクさせてよ。みんなそういうのを聞きたくて来てるんだから。俺のミミちゃんの話なんか別に聞きたくないでしょ。

お客さん　（笑）

星野　あの、子供を育てるときに、愛情を持って叱ったりすることも大事じゃないですか。で、それをしないと、息子というか、娘というか、

いとう　ミミちゃんは娘ね。

星野　娘としては、ちゃんと叱られないで育つと、どこまでやっていいかわからなくなっちゃうんですよ。あと、愛情をしっかり持って叱るというのは、成長過程で必要なことだと思います。

いとう　甘やかされすぎると混乱しちゃうってことだよね。

星野　そうです。どこまでやったら怒られるかがわからないから、やりすぎちゃったり、あるいは、やりすぎても怒られないことを愛情だと捉えちゃったりして、親子関係に不具合が生まれることがあるよな、っていうのを、今大笑いしながらも考えてました。

いとう　そういう風に思うんだね、精神科医は。

星野　精神科医っていうか、僕はそんな風に考えました。

いとう　星野くんもぜひ行ってみて。猿の集団とおばさん二人が待ち構えてるよ。さっき言ったけど、まず餌やりのときに群れを追い払って、そのあとミミちゃんと芸をやって、「みやげもの屋があるからなんか買って帰ろう」って行ったらもうそこにおばさんがいるから！

お客さん　（笑）

いとう　「何にしますか？」とか言って。めちゃめちゃ働いてるんだよ。

星野　あれですね、ライブ終わってすぐ物販にいるバンドマンみたいな。

いとう　そう！　物販にいるの！　ワタナベイビー〈※1〉みたいなやつなんだよ（笑）。

星野　ワタナベイビーさん（笑）。

いとう　すごいんだよ。また行きたいなあ。

星野　そりゃ行きたくなりますね。って、もはや歯医者からだいぶ離れちゃったけど……。

マインドフルネスの功罪

いとう　時間的にあとひとつかふたつだね、残念だけど。

トミヤマ　そうですね。どれにしましょう……責任重大だなあ。

いとう　重大だよ。

星野　じゃあ、選んでいただいてるあいだに、僕がちょっとお話ししてもいいですか？　さっき相談用紙に目を通させていただいた中に、結構シリアスなお話があったんですね。いろいろあって、かなりきつい状況なんだけど、逃げ場がない。どうしたらいいかわからなくてとても辛いと。で、「マインドフルネス」っていうストレスの対処法があって、簡単に言うと「瞑想などによって今ここに集中することで、過去とか未来の不安にとらわれないようにしましょう。雑念を受け流しましょう」というものなんですけど、それをしてみても、雑念が湧いてきちゃってうまくいかない、という相談があったんですよ。

いとう　そんなのがあったんだ。

星野　ええ。その方のお悩みについてというより、マインドフルネスについてひとこと言っておいたほうがいいかなって。マインドフルネスは、一種の流行りのようになっていて、しっかり指導を受けてからやるとすごくいいと思いますけども、「雑念を無視しましょう」って言われても、なかなか無視できない。特にすごい辛いときって、辛いことにまつわる雑念がどんどんどんどん出てきちゃうんで、無視できなくてあたりまえなんです。マインドフルネスで解決するっていうのは難しいと思うし、それよりも「どう辛いか」を話せる場所を作るとか、それこそ精神科とかカウンセリングに行ってみるのがいいんじゃないかと思いました。ちょっとそれだけ伝えておきたくて……。

いとう　それは大事な指摘だよね。

星野　マインドフルネスとか認知行動療法とか、一般的にもブームになるくらいのインパクトがあると思うんですが、これは正しく理解して生活に組み込めれば、とても助けになる

〈※1〉「いとうせいこうフェス」という2日間におよぶ大イベントを東京体育館でやったとき、ベイビーにジングルを頼んだらそんなに要らないってほど作ってきたんですね。ノリノリで。ジングルズっていう永友聖也とのユニットまで結成しちゃって。で、フェス当日にはそのジングルを勝手にCDに焼いて、焼いては会場の前に売りに行くという行商人みたいなことまで始めて。結果、フェスの間中、ベイビーは会場後方でCDを焼いていました。今では勝手に自分のライブ会場で売ってます。（いとう）

と思います。ただ、今の「雑念を無視しましょう」みたく、なぜそれをするかとか、身につけるためにはどうしたらよいとかを省略したまま取り組もうとするとうまくいかないし、「なんでうまくいかないんだ」って自己否定的になっちゃうかもしれません。だから興味がある場合、本を読むとか、専門家に相談するとか必要になってくると思いますね。いきなりやろうとしても、なかなか難しいというのが現状だと思います。

トミヤマ

フォローありがとうございます。お話しいただいているあいだに次のお悩みが選び終わりました。似たようなお悩みがふたつあったので、まとめてご紹介しますね。

ギャグ逃げという処世術

友人同士や職場で話しているといつも聞き役でなかなか自分の話ができません。自分に注目されると自信がなくなります。

トモ、34歳、女性、会社員

私は数年前〝不安障害〟と診断され、今はほとんど問題ないのですが、以前に比べ説明が下手になった気がします。元々得意とは言えませんでしたが、会議の場などで私の報告になると、シビれをきらして上司が割って入ってフォローしてくれます。

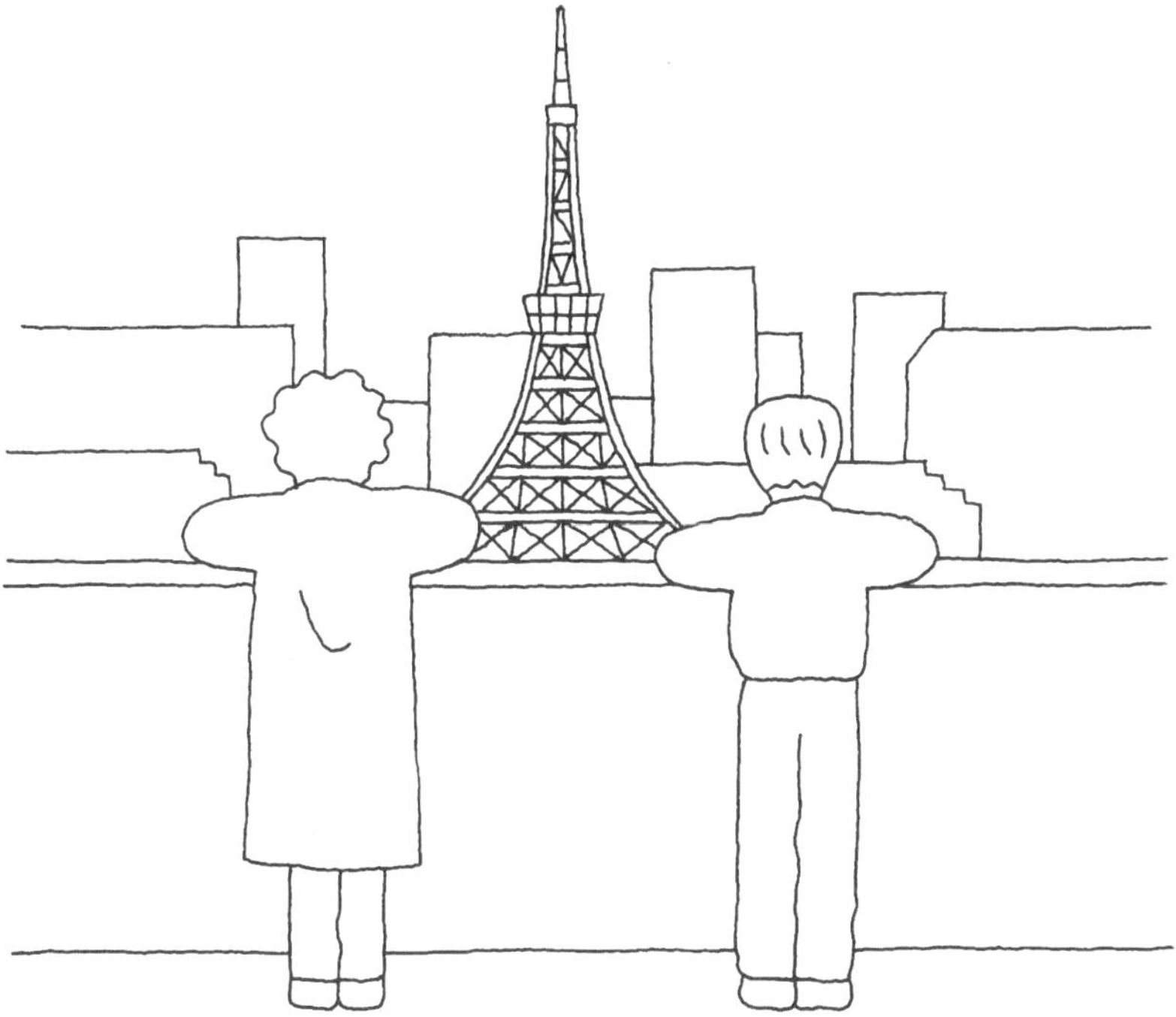

メールなどは大丈夫なのですが、口頭がダメで毎日なやんでいます。病のせいにしてしまっているだけかもしれませんが、何か関係ありますでしょうか？

よしだ、28歳、女性、会社員

トミヤマ 両方とも、職場でのコミュニケーションがうまくいかないというお悩みです。

いとう まあ、俺もね、年々説明が下手になってるんだよ。

星野 え、でもミミちゃんの話は、

いとう ミミちゃんはすごい大好きだから説明できたけど、他のことがミミちゃんほどうまく説明できないんだよ。それは相手がどう思っているかを気にするからなんだよね。話しているうちに、相手の反応が自分の予想とズレていくことってあるでしょ。そうするともうダメ。どうしても話がとっ散らかっていっちゃう。コール&レスポンスが大事な社会だけど、ちゃんと説明しないといけないときは、あんま反応を気にしないで、自分の思ったことだけを言わないと……でも難しいんだよねえ。

星野 思っていることを話すのは思いのほか難しいですよね。どうしてもズルズルしちゃう。

いとう 脇に逸れちゃうとか。

星野 気づいたら何言いたいかわからなくなってるとか。

いとう そうそう。それそれ。

星野　んー、ムズいなあ。どうしたらいいんだろう？

いとう　とりあえず笑いを入れていくしかないと思うんだよね。

星野　笑いですか？

いとう　「あれ……俺、何言ってんだろう!?」みたいなギャグ、というか、ボケを入れていくしかない。

星野　僕も頭の中でゴチャゴチャ考えながら喋るんで、自分でどこに着地したいのかわからなくなることが……。

いとう　あるよね、わかるわかる。

星野　酒を4合くらい飲んじゃったらもうダメですね。

いとう　そりゃあ誰だってダメだよ！　無理だよ（笑）。

星野　わからなくなっちゃうんですよねえ。

いとう　いや、だから、それは酒のせいだから。

星野　酒のせいとはいえ、自分が何言ってるかわからない体験が積み重なると、臆病になっていくと思うんですね。そういうときに、周りが「おまえわけわかんねえよ（笑）」みたいに言ってくれたらいいけど「はあ？」とか言われると「ああ、またやってしまった……」って凹むじゃないですか。だから、失敗とか挫折を自分に感じさせないための

いとう　「ギャグ逃げ」ができるといいなと思うんですよ。

いとう　ああ、それはね、自分のことをツッコミだと思ってるから凹むの。ツッコミは、その場をちゃんと収めなきゃと思っちゃうから。でも、ボケだったら……蛭子さんだったらどうよ？　前々回も蛭子さんを話題にしたけども。

お客さん　（笑）

いとう　うまくやろうとか考えないわけだから、蛭子さんは。

星野　すごい人だ……。

いとう　だから人は誰でも自分のことを蛭子能収だと思ったほうがいいよ。

お客さん　（笑）

いとう　別に蛭子さんのモノマネをしろってことじゃなくて「あっ、ごめんなさい。何言ってるかわからなくなっちゃいました」っていう茶目っ気が必要ってこと。「あの人、ボケだからね」って言われてるくらいが楽なんだって。

星野　なるほど。それはありますね。さっき「ギャグ逃げ」の話が出たときに、それはそれで勇気がいるなと思ったんです。「あれ？　何言ってるんでしょう？」って言っても、スベったらやばいなと思ったんですけど、蛭子さんになりきればいけるかも……。

いとう　蛭子さんになりきってもいいし、「あっ！　わたし今、蛭子さんみたいだ！」みたいに言ってもいいしね。

星野　ああ、そうかそうか。

いとう　「あっ、ごめんなさい！　混乱して何言ってるかわかんなくなっちゃった」って素直に言うと、失敗を打ち明けているように見えて、実は自分の状態をメタレベルで冷静に見ているっていうことでもあるから、すごい的確なんですよ。的確なことに対して人はあんまり怒らないからね。

星野　そうか！

いとう　「すみません、わからなくなっちゃって」「うん、知ってる！」ってなれば、コミュニケーションは成立する。みんな「そんなことないよ！　わけわかんなくないよ！」とは言わないと思うよ。だって、わけわかんないんだもん。

お客さん　（笑）

いとう　「そうだね、わけわかんないね」ってことになるわけだから。それで「もう一度やってごらんよ」ってことになったりさ。だから、まあ、1回やってみたらどうかね？

星野　これはすごい技ですね。

いとう　このボケ技を覚えて帰らないと、人生やっていけないよ。

星野　これは覚えたいやつですね。

星野さんの醤油

いとう　いやあ、もう時間が足りないよね、この番組。番組じゃないけど（笑）。

お客さん　（笑）

いとう　番組にすればいいのにね。なんで撮りに来ないんだろう？

星野　いとうさんが呼んだら来そうですけどね。

いとう　なんだっけ？　ほら、あの、曲をいろいろ作る人いるじゃない？

星野　小室哲哉ですか？

いとう　違う違う。小室哲哉じゃない。いきなりすごいところいったな（笑）。小室さんじゃなくて……俺の頭に今「ぬらりひょん」って出ちゃってるわけ。でもぬらりひょんじゃない。あと、あいみょんでもない。いるじゃん、ほら……男の人で、すごく面白い人……。

お客さん　ヒャダイン。

いとう　よくわかったね!?　ぬらりひょんとあいみょんからヒャダインが出てくるんだ。

星野　すごいですね。

いとう　そのヒャダインたちが3人でやってる番組あるじゃん。

トミヤマ　「久保みねヒャダ　こじらせナイト」（フジテレビ）ですね。

いとう　そうそう。「久保みねヒャダ」の精神医学版でしょ、これ？

星野　ああ、そうですね。

いとう　そういう番組があればいいのにな。

星野　いとうさんのお力でぜひ！

いとう　そんで、次はいつごろやるの？　モノとか交換しちゃおうよ。

星野　僕、1年かけて醤油仕込んだって言いましたっけ？

いとう　知らないし、今から始める話かよ（笑）。

星野　いや、醤油だったら食中毒にならないので。

いとう　じゃあ、いいんじゃない？　舐めさせたりしてさ。

星野　面白い話聞かせてくださったら、

いとう　スポイトで……やばいやばい。おかしな宗教だよそれ！

一休み3

『ラブという薬』の補足をしたくなった

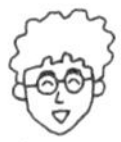

『ラブという薬（以下ラクス）』を出版すると、「傾聴」と「共感」が大切だという話が、本にまつわる取材でも、僕の友人・知人の間でもトピックになりました。そのうちに、ちょっと、ラクスに補足をしたくなってきました。

「傾聴」は補足する必要はないと思うのですが、「共感」という言葉は難しいです。僕が大切だと考えていることは「相手が感じていることを、できる限り同じように体感しようとする、共に感じる」という意味での「共感」です。誰かが言うことに同意したり、思いやりを持ったりするときにも「共感します」と使われますが、こっちじゃないです。前者を「エンパシー」、後者を「シンパシー」と言い分けられるとも言われます。前者は相手の立場になるべくなろうとするので相手との距離をなくす試みであるのに対して、後者は相手といくぶんか距離をとっているとも言えそうです。僕の愛読誌「統合失調症のひろば」（日本評論社）の最初のほうに必ず載っている3コママンガを、「共感」を考えるとき、よく思い出します。「もしも…「病《やまい》」を雨に例えるなら／私は傘をかしてくれるのも嬉しいけれど……／それよりもいっしょに…濡れて欲しいのです」というモノローグが2つの違いをよく表していると思うのです。

ラクスでは、気持ちが辛いなら精神科に行ってみようという話も話題になりました。もちろん、精神科に行けばすべて解決するよ！ というわけではありません。辛いときに頼る場所の一つに精神科を加えても良さそうなのに、ハードルがとても高いのが現状なので、そんなに身構えなくてもいいのではないかと考えての提案でした。「精神科なんかより俺は行きつけのバーのママのほうが信頼できるんだ」と言う人もいました。これは素晴らしいことで、気負わず、楽に居られる場所があるということは、かけがえのないことだと思います。これが、本書のまえがきにも書いた「心の居場所」です。具体的な場所だけではありません。ゲーム、ぬか床、本、機械の分解・修理などなど、一人で気負わず、楽に、落ち着いて、夢中になれるのであれば、それも「居場所」です。本書内で寄合所のような場所を提唱しましたが、必ずしも寄り合う必要もありません。どんな時間や場所をここちよいと感じるかは、その人の脳の個性にもよるので、「〜しなければならない」ということではなく、ここちよいなぁと感じる場所や時間が「心の居場所」として見つかると良いと思います。

その4
そんなに急ぐな。なんとかなるさ

「俺たちだけで書店フェスやったら面白いぞ、しかも長時間やろうよ」

――そんないとうさんの発案により開催することになった多問多答フェス。8時間を2部構成にして、第1部は、いつものお悩み相談もやれば、なぜか生活情報のコーナーもやるし、みんなでおやつを食べるもぐもぐタイムもある。そして、第2部は、星野概念リサイタルと松本ハウスのトークショウ。――体力はもつのか？　飽きないのか？　その答えは、以下、みなさまの目でご確認ください。

第1部

人はなぜタピオカを欲するのか？

いとう　――これ、よく考えたら8時間くらいやるんだよ。リラックスしてやらないと最後までもたないわ。

星野　そうですね。

いとう　自分の家みたいな気持ちでやらないと……。

星野　いとうさん、楽屋からタピオカ持ってきちゃいましたね。

いとう　うん。タピオカ屋が近くにあったら買うことにしてるから。

星野　タピオカって、何がいいんですか？

いとう　ムニムニしてるところ。

お客さん　（笑）

いとう　俺さ、白玉とか葛切りみたいな食感が大好きだから、タピオカとかもうたまらないわけ。「よくぞ台湾から来てくれました！」っていう。

星野　しかしなんでこんなに流行ってるんでしょう？

いとう　精神分析学的なことを言うと、口唇期に関係あると思うよ。

星野　口唇期ですか。

いとう　これ、口の中でムニムニするでしょ？

星野　ああー、おっぱいを飲んでいる赤ちゃんが口唇に快感を覚える、みたいなことですね。たしかに、1歳半くらいまではおっぱいを吸う口が快楽の源であるとフロイトは考えていましたね。

いとう　そうそう。あとはさ、ずっと喋っていたいんじゃないの、みんな？

星野　喋っていたい？

いとう　うん、ずっと口を動かしていたい、っていうか。喋っていないときでも、タピオカをムニムニしてたら、喋ってるみたいになるじゃない。

星野　ああ、ムニムニで代替してるってことですね。

いとう　そう。だからこれ、「タピってる」っていうより「スピークしてる」って言ったほうがいいんじゃないか、というのが俺の見立てなの。

星野　タピオカすることはスピークすることだと。

いとう　うん。事実、俺がそうだし。今日だって、これ飲んでムニムニしてればずっと黙っててても平気だもんね。本人はめちゃくちゃ喋ってるつもりだから。

お客さん　(笑)

いとう　いや、まじでそうなんだって！

星野　数日前にタピオカ屋の行列にタピオカ飲みながら並んでる人を見ちゃって。「何やってるの!?」って(笑)。

いとう　そういう人がいるらしいとは聞いてる。タピオカしながらタピオカ飲む人。

星野　チェーンスモーカーみたいですよね。

いとう　そうそう。チェーンスモーカーと同じだよ、あれは。やばいね。

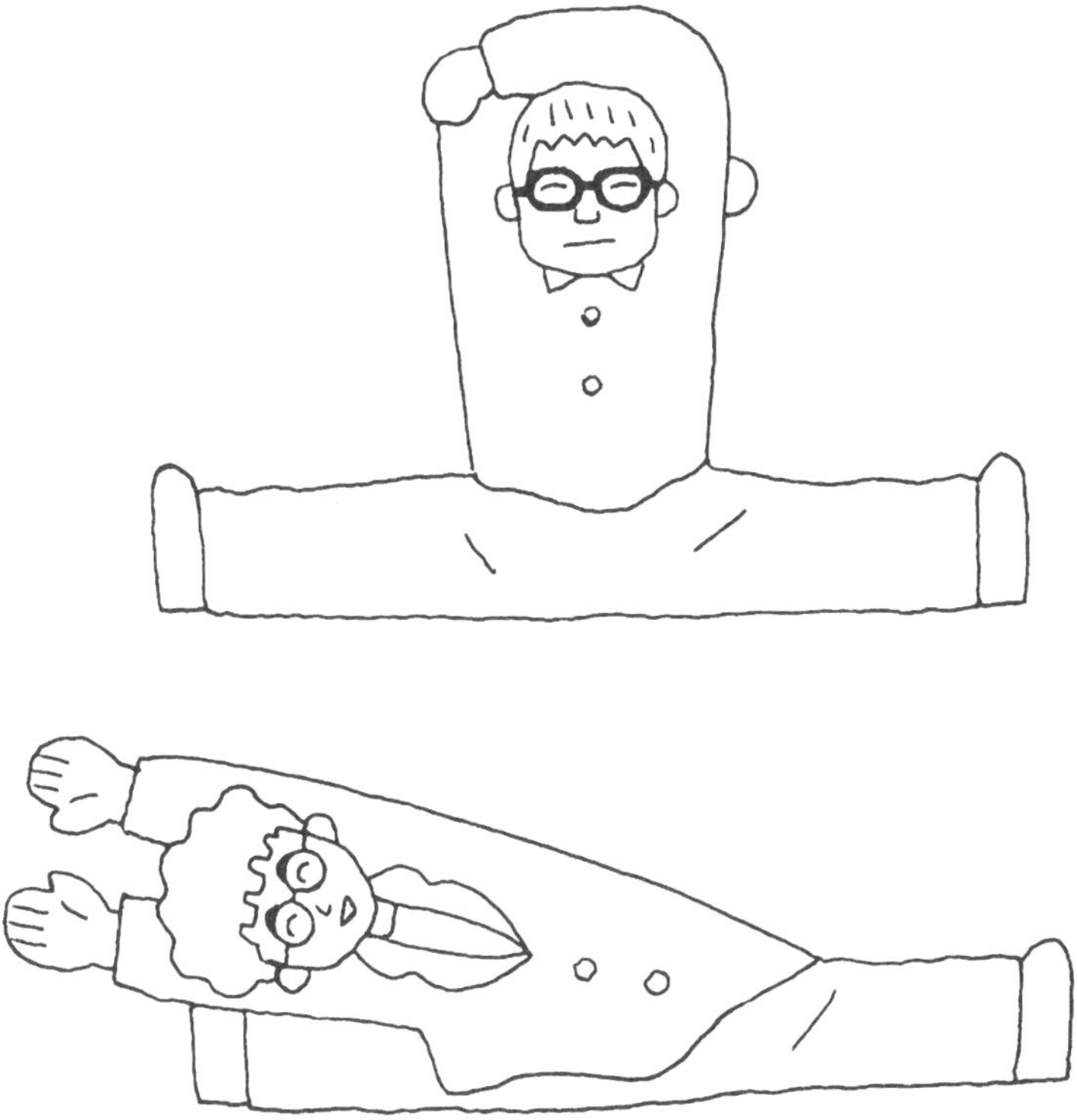

星野　中毒ですよ。タピ中です。

いとう　つまり中毒物質なんか入ってないのに、タピ中になってるわけでしょ？　そこで俺の口唇期性欲説なのよ！「口の中に何か入れておかないといられない」っていう欲望があるんだよ……だとしたらさ、これ、本当は全部タピオカでいいんじゃない？

星野　ドリンク部分はもはやいらないと(笑)。

いとう　そう。ほんとはタピオカだけ吸っていたいのに、そうさせてもらえないからお茶を飲む、って感じなんだよね。俺なんかつねに飢餓感を煽られてるよ。

星野　みんなタピ中ですよ、ほんと。

いとう　俺も病気だなあ。この「喋りたい」という気持ちが……って、今すごい勢いで喋りだしたでしょ、俺。

星野　そうですね。

いとう　最初に「今日はゆっくりやれ」みたいなこと言ってたくせに。タピオカさえ飲ませておけば俺は静かなんだけど、ほら、今は飲んでないから。

星野　タピオカ飲んでないときはすごい喋るんですね。

いとう　そうそう。だから、逆に言えば、うるさいやつにはタピオカ飲ませとけばいいんだよ。

星野　それ、ことわざみたいですね。うるさいやつには……

い&星　タピオカを飲ませろ。

お客さん　（笑）

カニを食べてても喋れる人

いとう　タピオカってさあ、カニを食べるのとちょっと近いよね。

星野　ああー。カニ食べてる人って静かですよね。

いとう　作業だもんね、あれ。

星野　僕、このあいだ知人が開催した「カニの会」というのに行ってきたんですよ。松葉ガニを食べる会だったんですけど、著名人がいっぱいいて、僕だけちょっと場違いだなあと思いながら座ってたら、隣にデューク更家さんが来て。

いとう　それは驚くね（笑）。

星野　そうなんですよ。しかもデュークさん、すごい喋るんですよ。「なんやこれ、カニやないかーっ！」って。

いとう　あの人そういう感じなんだ（笑）。

星野　すごいお元気な方で。

いとう　なんかしてないと落ち着かないタイプなんだろうね。

星野　当時、『ラブという薬』が出てすぐだったので、僕、ちょうど持って行ってたんですよ。

いとう　あっ、差し上げた？

星野　はい。差し上げたら「あ〜、これはスピリチュアル系やなぁ〜」って。

いとう　全然違うよ（笑）。

星野　そうこうしているうちに松葉ガニが来たんですけど、やっぱりカニなんで、みんな黙っちゃうんですよ。足を折って外して、とか、いろいろやることがあるので。

いとう　作業が複雑だからね。

星野　はい。でも、デュークさんだけは「なんやこれーっ！」って言いながら甲羅を勢いよくはずしてました（笑）。

お客さん　（笑）

星野　「味噌出てきたでーっ！」。

いとう　カニを前にしてそんだけ喋れるってすごいよ。

星野　だから、たぶんデュークさんがタピオカ飲んでも……

いとう　黙らないよね。でもそれ誤嚥するよ。最悪死ぬよ。

星野　そしたらスッ……（更家歩き＝デュークズウォーキングの真似）。

お客さん　（笑）

いとう　いやいやいや、おかしいでしょそれ。しかしすごいなぁ。元気だよね。
星野　ほんとすごいですよ。カニ食べながら、これ（更家歩き）の売上で、どこそこの出版社のビルが建ったんや、みたいなことを教えてくれたり。
いとう　何百万部も売れたら、結構なお金になるからねえ。
星野　それで今モナコに住んでるらしくて。
いとう　モナコなの!?　モナコからカニ食べに来てるの？
星野　どうもそうらしいんですよ。というわけで、まあ、なんだかんだで結構お喋りしたんです。喋ったっていうか、すごい喋りかけてくるので傾聴してみようかなって感じで。
いとう　傾聴せざるをえないわ、それは。

生活情報①ベランダ園芸

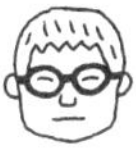

いとう　あのさ、このコーナーって、本当はどうなってたの？
トミヤマ　本当はね、タピオカとかデュークス更家の話をする時間じゃないんですよ。
お客さん　（笑）

いとう　そりゃそうだ。

トミヤマ　「多問多答フェス」最初のコーナーは、お悩み相談の前にみなさんに生活情報をお届けするっていとうさんが言ってましたよ。

いとう　それなのに、この時点で20分も経っちゃってるんだよ。生活情報は、俺が最初に話す予定だったんだけど……もう時間ないよね。タピオカ情報やっちゃったから。

トミヤマ　いやいや、そんなこと言わずにやりましょうよ！

星野　そうですよ！

いとう　あ、そう？　じゃあ、ベランダ園芸の話をするわ。俺は20年くらいベランダ園芸をやってるんだけど、ここ最近は、植物より人間の都合を優先して、ちょっとベランダが狭めの物件に引っ越したりしてるのね。ひとつ前の物件は、ルーフトップバルコニーがあって……あ、でも、下町のルーフトップバルコニーだから、みんなが想像しているのとは違うよ？

星野　下町のルーフトップバルコニー（笑）。

いとう　ふつうのルーフトップバルコニーって、掃き出し窓を開けたらそのまま出て行けるけど、俺んちのは、いきなり結構な高さの段差があって、そこを跨がないと出て行けない。だからもう、アンテナとかを置く場所がたまたま広かったのでルーフトップバルコニーと名づけました、みたいなやつ。

青山多問答 第2号 vol.02 2019年6月23日発行

LOVEあれこれ

もっと爽やかに生活したい

対談集『ラブという薬』(リトルモア)から生まれたトークイベント「青山多問答」。みんなのモヤモヤにいとうせいこうと星野概念がゆる――く寄り添う「傾聴と共感」の現場には、第3回目(19年3月5日開催)もたくさんの参加者が集まった。

今回のトップバッターは、恋愛のお悩み。いとう・星野ともに恋愛の達人というわけではない……一体、どんな風に寄り添うのだろう？

たぶん、お互いに特別だと思い合っている人と近付ききれません。ずっと付き合う一歩手前です。さみしさが募る時に、つい付き合いたいという期待が高まって、一緒に居たいがためにわがままを言ってしまいます。
それで拒まれては傷ついて、喧嘩になって沈みます。
わかっちゃいるけど同じことの繰り返し。
もっと爽やかに生活したいです。

小太郎(34歳／男性／弁護士)

「たぶん、お互いに特別だと思い合っている人と近付ききれません」という書き出しにいとうは着目。特別だと思い合っていることについて「たぶん」と書くしかない小太郎さんの心中を思いやりつつ、「うわっ、いい!」「俺、このなんとも知れない曖昧な表現が嫌いじゃないから」と評価した。しかし、これ、読めば読むほど、何が事実かわからなくなってくる文章でもあるのだ。

い：お互いに「好きだ」って言ってるんじゃないんだよね。でも、特別だと思い合ってるっていうんだから、結構思い合ってるはずだよね、これ。
星：そうですね。
い：で、付き合う一歩手前だってことは、もう付き合いたいわけでしょ？
星：小太郎さんは付き合いたいんでしょうね。それで付き合いたいという期待が高まって……
い：わがままを言うと……拒まれてんじゃんか、おい！
客：(笑)
い：ちょっと待ってよ(笑)！　拒まれてるぞ、小太郎さん！　やっぱりお互い特別だと思い合ってないんじゃないか!?
星：「拒まれてるぞ、小太郎さん！」っていいフレーズですね(笑)。

拒まれている疑惑が浮上したところで、そもそも、何をもって特別だと思ったのか、第三者なども入れていま一度客観的に考えてみるべきでは、という提案がなされた。

い：第三者機関を入れるべきだと俺は思うな。
星：第三者機関(笑)。まあ、周りに訊いてみるのはいいかも知れませんね。あと、思ってることが偏っていないかっていうのを書き出してみるのもひとつの手ですね。
い：項目を書き出すんだ。
星：そうですね。お互い特別だと思っているということですが、なぜそう思うのかを書くとか。
い：根拠か。「コーヒーを一番熱々のときにくれる」とか？ ぬるいやつは他の人にあげてたり。
客：(笑)
星：「確かにそれは特別ですね」みたいなことが書き出せると、もう少しわかることがあるかもしれませんね。

このお悩みについては、今後も投稿を続けてくれるよう呼びかけて終わったのだが、そうなると、もはやお悩み相談というより、自伝の連載開始だ。「結構いけそうだったらリトルモアから出してもらえばいいじゃん。で、小太郎がいつの間にか芥川賞獲ったりして」といとうが言えば、星野は「そしたらパーティー行きましょう」と乗っかる。ふたりとも本気なのか……芥川賞が獲れるどうかはともかく、会場全体が「爽やかな生活目指して書き続ける小太郎さんを見守りたい」という空気になったのは、紛れもない事実である。がんばれ小太郎さん！　次の原稿、心よりお待ちしております！

記：トミヤマユキコ

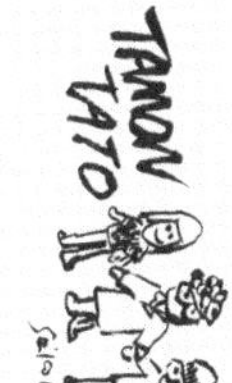

お酒をやめてちゃんと生活できたらいいけれど　星野概念

いつか刊行される単著に向けて、星野さんは原稿を書き続けています。「答え」を求められがちな医者ですが、(少なくとも星野さんは)とっても迷っている、精神医療難しい！　というのがテーマです。試し読み的にすこし載せてみます。

10年前、ぼくはAさんという患者を担当していました。その日は母親と通院してきたAさん。会うのはまだ2回目です。統合失調症で、1年前まで入院していました。いまは、就労をめざして、施設で軽作業をしています。しかし、Aさんはそこに週5日通うべきところ、2～3日しか通えていませんでした。理由は飲酒。ほぼ毎日、母親がいくら言っても飲み、日によっては多量になるそうです。母親も、ぼくの前の担当医も断酒さえできれば、やがて就労もできるだろうという見解でした。ぼくも同じように思っていました。酒好きな自分に置き換えて考えてみれば、断酒できない気持ちには共感はできます。でもそこには何かしら甘えの気持ちもあるような気がしていたのです。ここはひとつ、甘えを断ち切るために、少し厳しめに話をしてみようと、ぼくは意気込みました。

「きっと、お酒やめたらもっと働けますよ」

「私も毎日働きたいんですけど……」

「だったらお酒やめないと。自分で自分の首しめているようなもんじゃないですか」

「あ、でも……」

「とにかくやってみましょう。やれますよ、きっと。頑張りましょう。」

Aさんはぼくの提案を受け入れました。思いかえせば、ぼくはかなり高圧的でした。今考えると自分が恐ろしいです。

真面目なAさんはその後、酒をやめました。しかし辛さは深まり、病状が悪化したのです。1年間不定期ながらなんとか続けていた通所をやめ、移動手段の自転車を売り、部屋に籠るようになりました。部屋では独り言を言い、時折大声をあげて怒っていることもあったそうです。退院したもののAさんにはまだ幻聴が聞こえていたのです。統合失調症に代表的な症状です。

「作業に行ったら大変なことになるぞ」「いっそのこと自転車を売ってしまえ」などという声に耐えかねたAさんは、病院に相談するという現実的な判断ができず、酒で頭をボーッとさせて恐怖を誤魔化していたのです。母親に状況を聞いてそれを理解した僕は、自分の経験値の低さや想像力の浅さを呪いました。

Aさんはぼくには了解不能な辛さを多く抱えていました。ぼくはわかった気になり、この人のためだからと思い込んで一方的な説得をしました。自分が了解可能なことだけが「正しい」ことではないのです。そして、自分が「正しい」と思うことが誰にとっても「正しい」わけでもないのです。そんな、実は当たり前だけど、当たり前とされていないことが、たくさんあるような気がします。もしかしたら今でも、そういったことに気づかないために、誰かを辛い思いにさせてしまっていることがあるのかもしれません。

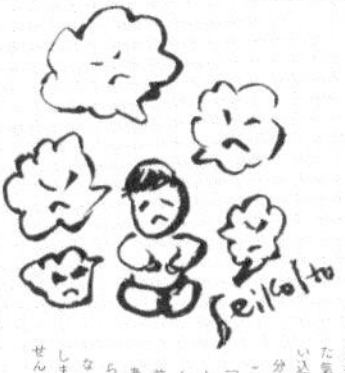

〈投稿コーナー〉

今回は、お悩み相談(や続報)のお知らせがとても多かったです。実際の多問多答のなかでご紹介させていただくことになりそうです。フェス開催への寿ぎもたくさんいただきました。ありがとうございます！(K)

- SHOKOSUN
- シャイニング・イモさん
  (大切なお写真、お返ししたいです)
- 片岡良子さん
- Ryuji Miyauchiさん
- なおみさん
- kikiさん
- 森川あけみさん
- フランケンさん
- 多数の匿名希望さん

他、ご投稿ありがとうございます！

「LOVEあれこれ」vol.2。フェスで発行。星野さんは来るべき単著を見据え、日々の診療のなかで考え込んでしまったことを寄稿しました。いとうさんはまたもや挿絵。しかも2点。どんどんうまくなっている！

星野　面白い造りですね。

いとう　ばんばん日が当たるし、それはそれでよかったのよ。でも、そこから引っ越しちゃったんで、「俺はどうやってこの植物たちを生き抜かせればいいのか？」ってことでずいぶん悩んで。今までベランダに置いてたやつを、家の中に置いたらどうなるか、ってことを実験したりさ。

星野　ああ、それは難しそうですね。

いとう　なかなか難しいんだよ。今の家には、窓がついてる広めの玄関があるんだけど、玄関って寒いじゃない？　寒いし、西日がちょっと当たる程度だから、植物にとっては湿気が多い。気づくと土にカビが生えてたりする。で、玄関の湿気を防ぐにはどうしたらいいか考えて、湿気を取るやつ……なんかあるじゃない？　湿気を取る機械っつうか、ブーンって回しとくやつ。

ト＆星　除湿器です（笑）。

いとう　除湿器だ。

いとう　とりあえずあいつで空気を乾かして、そのあとどうするかってなったときに「そうだ！ビニールハウスだ！」ってひらめいて。ネットで調べたらすぐ出てきたから、4000円くらいのを買ったの。ふつう、植物をベランダなんかに置くときは、ひな壇みたいになってる台を使うんだけど、あれって場所を取るでしょ。ちょっと奥行きあるからさ。

ところがビニールハウスの中の棚はそうなってない。奥行きが一定なの。斜めにしちゃうと、背後のスペースが余っちゃうでしょ。

星野　ああ、デススペースができますよね。

いとう　デススペースじゃなくてデッドスペースね。

お客さん　（爆笑）

星野　死のスペース……。

いとう　すごい怖くなっちゃったよ（笑）。だからね、ビニールハウスだと、小さいタンスくらいのスペースがあれば済むわけ。それで俺のオススメは、棚のところが板みたいになってるやつじゃなくて、フェンス状になってるやつ。なんでかっていうと、下のほうまでちゃんと日が当たるから。

星野　ああ〜。透けてますもんね。

いとう　そうそう。で、そこにビニールをかぶせる。ただ、あいつら呼吸をするでしょ？　そうするとビニールの内側が白く曇って、なんにも見えなくなっちゃう。それがこれまでの植物を見る生活とは違うんだよね。たまにハウスをジーッて開けて（覗き込む仕草）。

お客さん　（笑）

いとう　「みんな元気かな」とか「あっ、野いちごの実がついたぞ」とか。覗かないと見えない

星野　のはちょっと寂しいんだけど、まあ、ジーッてやるわけ。あ、でも、近ごろはだいぶ気候がよくなったからビニールは外してるの。そうすると、玄関スペースに植物のビルディングみたいなものが出現して――俺のイメージではビルディングなんだけど――そこにいろんなやつが住んでるの。それに合わせて俺もちっちゃい鉢を買ってくるようになってきて。まるで箱庭療法〈※1〉だよ。

いとう　箱庭療法ですか。

星野　うん、完全に箱庭療法。毎日鉢を入れ替えたりしてさ。

いとう　ちなみに、どんな種類の鉢植えがあるんですか？

星野　咲いてるやつ。咲いてないやつ。人からもらった多肉植物。人からもらった種を植えてみたけど芽が出てこなくて、「なんだろう？」とか思ってるやつ。あとは、おしゃれ園芸屋にちっちゃいバケツに入った植物が売ってたりするわけ。そうすると「可愛いっ！」って、完全にギャルの気持ちで買う。

いとう　ギャル（笑）。

星野　不思議なんだけど、毎日やっても飽きないんだよね。「こいつはもうちょっと日に当たったほうがいいな」とか「あっ、これは、西日が当たりすぎてるかも」とかいうのもあるんだけど、それ以上に、植物っていうのは勝手に育っちゃうでしょ？

いとう　はい。

いとう　思ってもない方向に茎が伸びちゃって「ちょっとカッコ悪いな」ってなることもあるじゃない？　それをどういう風に処理していくかっていうことを毎日考えるのが楽しい。広いベランダでやってたときは、もっと野放図に育ててたんだけど、今はビルディングのスペースが限られてるから。でも、だからこそ、すごいオススメなの、ビニールハウス園芸。

星野　なんか、新しい盆栽みたいな感じですね。

いとう　そうそう！　そんな感じ。ただ、盆栽と違うのは、木をたわめたりするんじゃなく、やつらが勝手に育っていくのを見ながら次の手を考えるってところだね。置く場所を変えて、ちょっとずつ自分の好きな形にしていく。

星野　ああ、そうかそうか。そうやって育てていくんですね。

いとう　うん。やっぱビニールハウス園芸最大の特徴はポータブルだってことだね。

星野　なるほど。

いとう　ふつうのお庭で園芸やってる人は、植え替え作業があるんだよ。もし位置を変えると

〈※1〉クライエントが、砂の入った木箱に、様々なミニチュアを置いたり、砂で山を作ったり、イメージ表現を行います。日本では、1965年に河合隼雄氏が紹介し大きな発展をみました。心理療法の一環で、他の療法とともに行われることが多いです。言語的なやりとりに行きづまったときや、子どもにも用いられます。（星野）

なったら、根にストレスをかけることになる。その点、ビニールハウス園芸は、鉢ごと動かすから、人間のわがままで動かしてもわりと平気っていうのが最大の特徴。

星野　たしかに箱庭感ありますね。

いとう　あとね、小さい鉢用の細ーいじょうろがあるんだけど、それ使ってチーッてお水をあげるのがたまらないのよ。

星野　ちっちゃいじょうろとか、なんか子ども返りしそうですね。退行するっていうか。

いとう　おままごとでしょ？

星野　はい。

いとう　おままごと感はすごくあると思うよ。

星野　ああ、やっぱりそうなんだ。

生活情報② 地獄農法

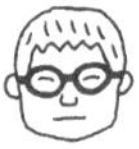

いとう　俺、もう1個だけ生活情報言ってもいい？　あとの予定に食い込んじゃうけど。

お客さん　（大丈夫だよ、という顔）

星野　今の反応で決まりましたね、もう1個いきましょう。

いとう　あのね、なるべく大きいプランターをふたつと、「リーフミックス」みたいな名前で売ってるサラダ菜の種を買ってきてほしいの。それをプランターにザラザラ蒔く。説明書にはちょっとずつ間隔を空けて蒔けって書いてあるんだけど、それはそれぞれの種を立派に育てようとするためだから。人間が商品化するためっていうかさ。でも俺はあえてザラザラに蒔いて、しかも間引かないっていう農法を開発した。

星野　それ、どうなるんですか？

いとう　それはもう、地獄だね。誰が日光を貪るんだ？　ってことで、我も我もと生えてきて。

星野　弱肉強食なんですね。

いとう　弱肉強食だよ。もうね「見てられねぇよ！」みたいな……。

星野　誰が見てられないんですか？　せいこうさん？

いとう　そう、俺が。

お客さん　(笑)

いとう　量的には毎日採ったらあっという間に食べ切れちゃうんだけど、そうはしないで、ちょっとずつ、もっとも貪欲に伸びてきたやつから成敗する。

星野　「俺、今、調子いいぜ！」みたいなやつを(笑)。

いとう　そういうやつは俺がちょっ、ちょっ、ちょっ、って摘んでザルの中に入れちゃう。

星野　1番手になると採られちゃう。
いとう　でも、2番手が次に1番手になったら俺に見つかるからね。
星野　だからつねに2番手じゃないと……。
いとう　そうなの。「育ちすぎない」ってことをつねに選ばない限り生き残れない。
星野　でも、育たないと育たないで、栄養分を取られて死んじゃう……。
いとう　そういう地獄を俺が支配してるわけ。言わば地獄農法だね。
お客さん　(笑)
いとう　今日は「リーフミックス」じゃないけどいろいろな種を持ってきたから、ほしい人はあとで持って帰ってくださいよ。今から植えてもなんとかシーズンに間に合う朝顔の種も持って来た。変化《へんげ》朝顔っていって、江戸時代に特に発達したものなんだけど、菊みたいな朝顔が咲くの。ただ、この種は、花が咲いたあとに採ったやつだから、先祖返りしてるかもしれない……交配前の状態に戻っちゃう場合があるのよ。だからどうなるかは運次第。それから、今日ソファーに座ってたら、なぜか種が1個だけ落ちてて、見てもなんの種だかわかんないから同じ袋に入れちゃった。
星野　じゃあ、もう、何が出てくるかわからない……
いとう　わからない(笑)。朝顔じゃないものを育てる可能性がある。
星野　それもそれで地獄ですね。

いとう　地獄だね（笑）。

いとう　というわけで、俺からは以上です。

お客さん　（拍手）

トミヤマ　いとうさんありがとうございました。しばらくタピオカ飲んで休んでてくださいね。じゃあ次、星野さんお願いします。

生活情報③　酒と塩と精神医療

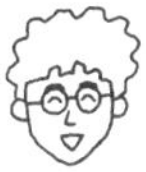

星野　僕は何について話すんだったかな？　だいぶ前に決めたから……ああ、「酒と塩と精神医療」って台本に書いてありますね。

いとう　それ20分で喋れるの？　って、俺、今マイクと間違えて（タピオカのカップを口元に）。

お客さん　（爆笑）

星野　やばいですね（笑）。

いとう　やばいやばいやばい……。

星野　えっとですね、僕は発酵という現象にすごい興味がありまして。発酵は菌たちの織りなすドラマなんですよ。

いとう　うん。

星野　それで、たぶんみなさん知ってると思うんですけど……知ってる？　知らない？

いとう　どっちでもいいよ！

星野　すみません（笑）。発酵と腐敗って現象的には同じで、人のためになるものを発酵、毒になるものを腐敗って呼び分けてるだけなんです。でも、それって、人間の都合でしかないし、菌の世界は人間界とはまったく別の営みで動いているわけです。さっきいとうさんが言っていた鉢植えのカビも、カビ的には自分たちの世界を強固なものにしたくてコロニーを作ってるわけだけど、人間にとっては有害でしかない。そういう菌たちの物語を見ていると、宇宙人っていうか、別の生態系を見ているような気になるんですよ。

いとう　そうだね。

星野　発酵の勉強を始めた頃は、もともとお酒が好きだったこともあって、麹や酵母、乳酸菌といったものの営みを想像するのが楽しかったんですけど、途中から、自分でも発酵の現象を観察してみようと思って、味噌とかを作りはじめまして。でも、味噌を持ってくるのはさすがに重いので、今日は……（荷物をガサゴソ）。

いとう　なんか、おしゃれな女の子は今、味噌を作ってるみたいだよ。それを俺は「味噌女《みそじょ》」と呼びたい。

星野　ああ、発酵のことをやってる人、結構いますよね。

いとう　やっぱそうでしょ。俺のやってるクイズ番組（『ザ！モノシリスト』BS朝日）にベックちゃんっていう韓国の女の子がいるんだけど、その子が「わたし、味噌を作ってるんです、すごく面白いんですよ」って、手作り味噌を持ってきてくれたのね。彼女が言うには、6人くらいで集まって、同じ大豆から味噌を作って、6ヶ月たったらみんなで試食するんだって。そうするとみんな味が違うと。

星野　そうなんですよ。

いとう　で、その場ではちょっと言えなかったけど、帰りに「あの子の味噌、苦かったね」って話すらしい。

星野　そうそう！

いとう　本人には決して言えないけど、すごく苦い味噌ができているっていう（笑）。でも作った子にとっては、それが自分の味だから、やっぱり一番おいしいんだって。これは面白い現象だなと。

星野　自分の菌で醸すわけですから、やっぱり本人的にはおいしいんですよね。こういう、目に見えないけど存在しているものが僕にはすごく面白く感じられるんですよね。それで、今日はですね、醤油を持ってきまして（ボトルを取り出す）。

いとう　えっ、これ、醤油なの？　見た目ほぼ味噌だよね？

星野　醤油なんですよこれ。1年半くらい前に大豆と麹と塩と水を入れたものですね。これを1ヶ月に1回振って醤油にしていくんです。

いとう　振るんだ。

星野　はい。そうしないと、ずっと空気に触れてるところがカビちゃうので。

いとう　あー。

星野　あと、夏場は発酵が進むので、週1回は振ってフタをちょっと開けておきます。そうしないと、爆発しちゃうんで。そうやって、振ったり寝かせたりしていくうちに、もともと大豆と水と塩だったものが醤油になる。これはまだ漉してないので、もろみも入ってます。だからきゅうりとか買ってくれば……

いとう　俺もそこのファーマーズマーケットできゅうり買ってきてつけたいなあと思ってた。

「変化」はちょっとずつ現れるもの

星野　やっぱり、こう、なんていうんですかね？　もともとまったく別の姿をしていたものが、ちょっとずつちょっとずつ変化していって、1年後に振り返ってみたらだいぶ姿が変わってた、みたいなのって、精神医療にも通じるなと思うんです。

いとう　そうね。

星野　急いでもすぐに変化は起きないけど、ちょっとずつだと変化するかもしれない、という気持ちでやっていくといいのではと。あの、すっげぇ重いんですよ、これ（ボトルを掲げたまま喋っていた）。

お客さん　（笑）

いとう　置いていいのに。俺はさっきから「テーブルを使わないなぁ」と思ってたよ。

トミヤマ　わたしも思ってました。

いとう　テーブルを使わない性質があるんだね。

星野　性質（笑）。……で、あと、塩作りもそんな感じなんですよ。前々回もちょっと話したんですけど、三重に二見浦ってとこがあるんです、夫婦岩で有名なところなんですけど。

いとう　うん、あるね。しめ縄がかかってる岩だよね。

星野　そうです。あそこに「塩結びの宿 岩戸館」っていう旅館があって、そこの女将さんが——まあ、かなりお話しになる女将さんなんですけど（笑）——二見の海水で塩を作ってるんです。時間をかけて海水を焼ききると、旨味がすごく出てくる。やっぱり、塩もゆっくり待つことでおいしい塩になるんだな、なんかいいなって。それで僕、宿で塩とにがりを買ったんですけど、今日はにがりのほうを持ってきました。

いとう　にがりか。じゃあ、これがあれば、自分の家で豆腐とか作れるんだ？

星野　作れますね。あと、女将が言うには、朝晩ちょっと飲むといいらしくて。体温が36度以下の人は5滴、それ以上の人は3滴飲むと体温が上がるそうです。

いとう　漢方もそういう考え方だよね。ある程度元気な人と、すごく元気な人で、飲む量が違う。

星野　はい。漢方は元気か元気じゃないかで処方自体もかわりますが。で、僕はこれを水とかお茶に入れて飲んでますね。あとは味噌汁に入れたりとか。まあ、こんな風にゆっくり変化するものを身の周りに置いておくのがオススメと言いますか。いとうさんのビニールハウス園芸もそうだと思うんですけど……ちょ、今かなりムニムニしてますね（笑）。

いとう　俺は今意見が言えない状態なんだけど。いや、でも、そうそう……（ムニムニ中）。

お客さん　（笑）

人生は円環的、見えづらい

いとう　「ゆっくり」の話はすごく面白いね。みうらさんが「いとうさんは趣味を持つべきだ」って言った結果、俺は今趣味だらけの人生になっちゃってるんだけど、でも、その趣味が自分に向くか向かないか、っていうのは、たとえば10年やってみて「やっぱ小唄向かないわぁ」ってなっても、別にいいっていうか、不思議なことじゃないと思うんだよ。

星野　そうですね。

いとう　それにさ、「向く／向かない」だけが大事なことじゃないじゃん？

星野　そうなんですよ。「やる／やらない」という基準もありますし。

いとう　だよね。とくに向いてると思わないことでも、10年、20年経って、「あっ、なんか自分が変わってる」って思うこともある。俺はね、浅草に引っ越してきた25年くらい前に、義太夫節を習いたくて、芸者さんたちに訊いたことがあるの。本当は芸者さんたちが義太夫節に詳しいとかいうことはないんだけど、その頃はなんにも知らなかったから訊いちゃって。そしたら、ある芸者さんが「あれを最初にやると喉を潰すから、まずは小唄からおやんなさい」って言ってくれて「あっ、そうですか」って。

星野　ありがたいアドバイスですね。

いとう　うん。それで小唄を習って、一応名取にもなって。それでね、昨日かな？　俺と一緒のタイミングで名取になった人からラインが来て、実は師匠が病気になって、無事に退院したんだけど「こんな姿を絶対に見せたくない」って言ってるからお見舞いには行かないであげてください、って。それから師匠が「お稽古はやりません」と言っていて、弟子たちはこの先それぞれ別の先生につくことになるので、いとうさんもお好きになさって結構ですよ、という話もあって。好きで始めたわけではないんだけど、なんか、節目を感じたよね。

星野　そうですね。

いとう　違う師匠につくのか、そもそも続けるのか、うーん、どうしよっかなっていう。自分は誰の弟子でもないと思って生きてきた人間で、こういうことを考える日が来るとは思ってもみなかったんだよね。20年以上小唄をやってきて初めて今までやってきたことの重みが感じられて。人生って面白いもんだなあって思ったな。

星野　何がどう回り回って次の形になるかなんて、わからないですからね。

いとう　そうだよね。

星野　実は直線的じゃないんですよね、僕たちの人生って。なんというか、円環的な流れの中にいるんだと思うんですよ。

いとう　だから先が見えないってことでしょ？

星野　すぐには見えないし、なかなか予想できませんよね。

いとう　だから「コントロールする」というよりは、自分にできる範囲で「何かしらの状態を作る」くらいしかできないよね。

星野　さっきの醤油じゃないですけど、なんか変なことになりそうだったらかき混ぜるとか。

いとう　ああ。

星野　かき混ぜてちょっと整える、みたいな。あとはもう、生活していく中で変化したりしなかったりするわけなんで。精神医療も似たようなもので、患者さんは社会というものからあまりにも逸脱しちゃうと辛いから、「どうしました？」って医者は傾聴するんだけど、それぐらいしかできないとも言えるんですよ。発酵のことを見たりやったりすると、余計そんな風に感じられてきますね。

発酵＝『ナポレオン戦記』

いとう　発酵ってさ、関係性が超複数でしょ。発酵というひとつのものがあるわけじゃなくて、何百万もの菌が、どう決めてんだかわからないけど、それぞれ関わり合ってる。自分の心の中も、超複数の関係性がある、って思ったほうがいいね。

星野　そうですね。いろいろな可能性があると思います。

いとう　それで言うと『ナポレオン戦記』（1988年／アイレム販売株式会社）っていう俺がすっごい好きなクソゲーがあってさ。

星野　クソゲーですか（笑）。

いとう　『ナポレオン戦記』は、プレイヤーが軍を率いて戦うゲームなのね。で、ふつうのゲームだったら、将軍とか軍曹とかに「これやっといて」って指示を出したら、ちゃんとやってくれるじゃん？　ところがこれは「前進！」って命令したら、何百っていう哨兵がどこまでも前進してってっちゃうの。止まらないの。俺がちょっとよそ見して、別のところで大砲をドーンドーンとかやってると、そいつらが「そこは壊さないでいい！」ってところまで行っちゃってて。

お客さん　（笑）

いとう　そいつらを「違う、こっちこっち！」っていちいち導かないといけない。ほっとくと、まったく攻める必要のない畑とかを攻めてて「おいおいおい！」っていう。本当にクソゲーなんだけど……

星野　クソゲーだけど、なんだかすごく人間ぽい感じがしますね。

いとう　そうなの。だから俺、これがすっごい好き。

星野　会社とかもそうですよね。うまくいってると思ったら、なんか与太郎みたいな社員がヘマをしたり。

いとう　リーダーってものは、コントロールしきれないであたふたするもんなんだなって。何百、何千って社員がいる会社はみんな『ナポレオン戦記』なんだと思うよ。一般には会社の方針ってものがあって、社員一丸となって努力するんだ、とか言うけど全然違うから。そんなひとつにまとまってないから。軍の結構偉いやつがいきなり畑を攻めちゃったりするもんなんだよ。

星野 畑を攻めてる部隊は、それが軍のためだと思ってるわけですもんね。

いとう そうそう。よかれと思って命懸けで畑に向かってるの。でも俺はボタンをポチポチ押して、「そっちじゃない、左、左!」って命令して。あれ、再販してほしいんだよなあ。

星野 僕も超やりたいです。

いとう ファミコンがあればできるよ。

星野 うちにファミコンありますよ。

いとう じゃあ、貸すよ。やってごらん。本当に虚しいから。

星野 えっ、ここでやりましょうよ!

お客さん (爆笑)

星野 ここでやれば「なんで畑を攻めたのか」をみんなで考えたりできるじゃないですか。無駄な動きかもしれないけど、積極性はあるなとか(笑)。

いとう そっか、そういうところは褒めてあげなきゃいけない(笑)。

星野 みんなで「いいよね」とか言い合うと、すごく平和な気持ちが育ちますよ。

いとう　たしかにみんなでクソゲーをやる機会があればいいね。「これはクソだなぁ」って（笑）。

星野　「果たしてそれは本当にクソなのか？」という話もありますし。

いとう　ああ、なるほど。

星野　「クソだとされているけど、でも……？」っていう見方もできるじゃないですか。

いとう　『ナポレオン戦記』のプレイ中って、ある一定の刺激が、なだらかな丘のようにずーっと続いてるの。なんの激しさもないわけ。だって全員が馬鹿なんだもん。「馬鹿だな〜」「馬鹿だな〜」「馬鹿だな〜」っていう気持ちが続いてるから、逆に落ち着くんだよね。

星野　落語みたいでいいですねえ。

いとう　うん。与太郎たちがナポレオン軍のつもりで戦ってるっていう、ちょっとやばいゲームだよ、これは。

休憩〈もぐもぐタイム〉

「予算は一人500円まで」という縛りを設けて、登壇者と観客がオススメのおやつを持ち寄り、みんなで交換会をしました。どれもおいしかったです！

銀ペンの近況報告

いとう　ここらでひとつくらいお悩み相談があってもいいんじゃないの?

トミヤマ　『ナポレオン戦記』の話が面白すぎて、だいぶ延長してしまいましたが。

いとう　これまでしょうもない話ばかりしたからね。

トミヤマ　ふふふ。じゃあ、ペンギンの写真がかわいいこのハガキを読みます。まあ、勘のいい人はペンギンってところで……。

いとう　「あれ?」って思うよね。

トミヤマ　はい(笑)。

大変ご無沙汰しております。銀ペンです。

星野　拍手してる人がいますね。

今の部署は月初が忙しく、前回のTMTTは出席が叶いませんでした。

お客さん（多問多答を「TMTT」と略す荒技に沸く）

あれから色々ございました。皆様、本当に大変お世話になりました。なんとか息はしておりますが、相変わらず上手くはいっておりません。3月中旬には会社へ行くのがつらくなり、その旨、上司に伝えたところ、取り敢えず数日休むよう言われ、3日休んでみました。土日も入れて5日休むと、少し自分が戻ってきました。自分が居なくなってしまったようです。未だに慣れず、仕事もできず。6月が終われば5ヶ月です。待って下さっている上司や同僚に申し訳なさすぎて、正直居づらいです。星野先生もご異動されたのですね。いちど先生の診察をうけて、パーッと全部きいていただきたい。

星野 いきなり、すごい雑になりましたね。「パーッとお願い」みたいな（笑）。

今、なんとか息をしていられるのは、支えがあるからです。
私の心の支えはキンプリです。
ファンクラブに入ってます！

昨年の12月、異動の発表でちょうど混乱していたので、つい、ノリでポチっとしてしまいました。ジャニーズに助けてもらう日が来るなんて思ってもいませんでした。何が助けになるのか、わからないものです。バースデーカードが届いた頃は、一番弱っていた時だったので、涙が出そうでした（涙マーク）。ティアラになっていてよかった。明日はライブの抽選結果が出る予定です。

銀ペン

トミヤマ　「ティアラになっていてよかった」……「ティアラ」っていうのは、キンプリのファンのことです。

星野　「リトルトゥース」みたいなやつですね。

いとう　何、リトルトゥースって？

星野　オードリーのファンです。

いとう　ああ、「トゥース！」から来てるのか！

調子悪くてあたりまえ

いとう　銀ペンは、前よりずっとよくなってる気がするけど、それでも職場を休まなきゃなんないくらい馴染めないっていうのは……どうなんですかね？

星野　どうなんですかねえ。

いとう　「時間が必要だ」って言われれば、それはたしかにそうなんだけど、そうは言ってほしくないじゃない？　だって、苦しんでる人は、今まさに苦しんでるんだから。

星野　そうですね。このイベントを始めるときに思ったのは、参加者のみなさんにとって、ここが寄合所というか、心の居場所になればいいな、ってことなんですね。というのは、病院で働いていると、患者さんの「眠れない」とか「声が聞こえる」みたいなお悩みが、かなりの割合で孤独と結びついているような気がしてくるんですよ。夜一人で眠れない、とか、自分が悩まされている謎の命令をしてくる声は自分にしか聞こえてないみたいだ、とかいう体験って、誰かと簡単には共有できないですよね。幻聴が自分にしか聞こえないって自覚がなかったとしても、周りとは共有できない悩みを抱え続けるという点では同じく孤独です。そういう個人的な悩みの中身や体験のすべてを人と共有することはなかなか難しいかもしれないのですが、みんな何かしら悩みを抱えていそうだなということを感じられるだけでも、心理的な一人ぼっち感がゆるくなるかもしれません。何かの状況が良い方向に変わるまでって、「時間が必要」なのは間違いないんだけど、その時間を孤独なまま我慢するのか、少しでもそれがゆるみながら過ごすのかで、辛さはだいぶ違いますよね。前にミクシィの話をしましたけど、何かごく個人的な好きなことがあるというのも、そのことを考えたり話したり、それをしたりすることが心の居場所になったりすると思います。そういうのがみんなちょっとでもあるといいと思うんです。

星野　うん。

いとう　で、銀ペンさんはなかなか職場環境に慣れないというお悩みはあると思うんですけど、僕が「よかったなあ」って勝手に思うのは、こうやって手紙をくれるようになったことです。ここが居場所になっているのであれば嬉しいなと。僕らって、すごい適当にいろんな話をするじゃないですか？

星野　そうだね。

いとう　そういう場所が、銀ペンさんにとっての居場所になっていくのは、なんかいいことだなって。とはいえ銀ペンさんが今辛い状況なのは動かしがたい事実なんですけど……。

星野　まあ、俺もそうだけど、苦しみが完全になくなることって、たぶんないわけじゃん？

いとう　近田春夫曰く「調子悪くてあたりまえ」なんだからさ。だけど、そういうことをちょっと報告できる場所があったら、それだけで儲けもんだよね。

星野 そうなんです。

いとう まあ、俺らがここにいる一人ひとりを相手する時間はさすがにないけどさ、「銀ペンがあんな状況なんだから、わたしだって辛くて当然だよな」とか、そういう風に思ってもらえるならば、それはいいことだよね。

星野 そうなんですよ。

いとう 俺、思うんだけど「よくなるはず」っていう期待自体が、自分にも周りの人にも過剰にプレッシャーを与えるじゃない？

星野 ええ、やっぱり、人ってなかなか変わらないんですよね。人は生体なので、デジタルにスイッチを切り替えて「はい、モード変わりました！」っていうのは無理じゃないですか？ だから「辛いな〜」とか言いながら、ちょっとずつちょっとずつ、醤油を作るみたいにして状況を変えていくしかなくて。今、近田春夫さんの話が出ましたけど、辛いことって誰しも抱えてるし、まあ、それと共存してあたりまえみたいなところはあるんですよ。

いとう ま、何かがよくなっても、別の何かが悪くなったりするのが人生よ。

星野 そうですね。

いとう ということは、「気苦労は人間の常態である」っていう風に考えておかないと。「止まな

い雨はない　いつか青空が見えるさ」って歌われたりしても「別に青空でなくてもいいんじゃね？」みたいな感じであってくれればいいなと思うよ、俺は。

星野　ほんとですね。

銀ペンの悩みは星野さんと一緒？

トミヤマ　星野さんも最近異動されて、新しい環境にまったく慣れないって話をしてましたよね。

いとう　そうだよ！　銀ペンの悩みはまさに星野くんの悩みだよ。俺も星野くんの新しい勤め先に行ったけど、診察室の様子が前よりちょっとだけ物々しいわけ。

星野　たまたまなんですけど、いとうさんがいらっしゃるときはなぜか教授がわりとよくいる部屋で診察してるんで、学生さんが見学に来たりとか、物々しいんですよ（笑）。

いとう　その部屋で、最初の10分か15分は「仕事が大変だ」って話を俺が聞くわけよ。

お客さん　（笑）

いとう　「短い時間しか患者さんを診てあげることができなくて、自分にとってはそれがストレスだ」っていう話を聞くの。

星野　それは……そうですね。僕、他の患者さんにもその話しちゃってますね（笑）。

いとう　患者さんに言っちゃってるの（笑）？

星野　「ちょっと辛いんです」って。もちろん、全員にじゃないですよ？　長く通っていて、関係性ができている患者さん限定ですけど、「いや、これこれこうで、僕も最近辛いんですよ……で、今日はどうしたんですか？」みたいな。

お客さん　（笑）

いとう　ふはは（笑）。それだと星野くんの話が気になってしょうがないよ。

星野　そういう関係が作れるほうがいいかなと思って。

いとう　それはもちろんそうだね。

星野　たぶん僕の病院の看護師さんもいらしてると思うので、あんまり強くは言えないんですけど。

いとう　言いづらいの？

星野　あ、でも大学病院のシステムが好きじゃない看護師さんしか来てないかも……。

いとう　革命軍みたいなのが集まってるんだ。

星野　そうですそうです（笑）。

いとう　じゃあ『ナポレオン戦記』みたいにガーッと攻めていけばいいじゃん。

星野　「みんなで畑を攻めようぜ！」っていう。

いとう　種蒔いちゃったりしてね。

星野　あの、なんていうか、従わなきゃならないシステムがありすぎるんですよ。「入院期間が3ヶ月より延びちゃいけません」とか。もちろん、システム的にそうしなければならないという理屈はわかるし、勤務している以上そのシステムの中でやるんですが。そうすると選択肢が限られてきて、脳に電流〈※2〉を流す治療をわりとすぐやろうとするとか、そういう自分的には納得のいかないことがいっぱい起こるんです。

いとう　それはモヤモヤするね。

星野　僕は電気けいれん療法を目的に来院された患者さんが、「前にも何度か電気の治療をやったけど、やる前の自分と変わってしまった気がする」とか「憂鬱な気分は良くなったけ

〈※2〉電気けいれん療法。様々な重症、難治性の精神疾患に対して行われています。額に電極をあてて通電することで脳に電流を流すというもので、すべてのケースではありませんが、薬物療法を含めた他の治療法とくらべて短期間で劇的な効果が現れることが少なくありません。通電するとけいれんが起こりますが、脳細胞の過剰放電である「てんかん」等のけいれん発作と似ていると考えられています。現在主流なのは、静脈麻酔薬（眠ることで意識をなくす）と筋弛緩薬（筋肉を弛緩させることで筋力が働かないようにする）を併用して、専門的な麻酔管理のもとで行われる「修正型電気けいれん療法」です。修正型が行われる以前は、静脈麻酔薬のみや、さらに以前はそれすら使わない「無麻酔電気けいれん療法」が行われていました。筋弛緩薬を使わないと、けいれんのせいで骨折してしまうこともありました。また、静脈麻酔薬を使用しなければ意識がある状態で行うことになるので当然精神的苦痛は強く、映画『カッコーの巣の上で』は懲罰として描写されています。現代の主流である修正型電気けいれん療法は、けいれんもしないし、精神的苦痛も少ない、さらに効果が迅速に現れるので、治療のガイドラインなどでも積極的に推奨されつつあります。（星野）

ど、なんだか鈍い痺れがなくならない」とおっしゃるのを何度も聞いています。本当は治療をしたくないけど、前の病院では言えなかったと。

いとう なるほどね。

星野 それから、これもすべてのケースではないと思いますが、電気けいれん療法によって効果が現れたあと、その効果を維持するために薬物療法などの様々な試みがなされても、症状が再燃してしまう人が多いことも非常に気になっていて。ただ、一方で、「良くなるなら早く治してほしい」「悪くなったらまたやってほしい」と希望される場合も少なくありません。

いとう そういう人もいるだろうね。

星野 僕もこの数年間で一人だけ電気けいれん療法を行なった患者さんがいます。その方は、気分の落ち込みで何も食べられない状態が続き、さらに腎臓の機能がもともとかなり悪く、人工透析の半歩前という状況でした。となると、薬物療法がほとんど行えないんですね。それで何度も話し合い、効果的かもしれないというメリットと、一度改善しても再燃する可能性は低くないというリスクを話しながら、結局電気けいれん療法を行うことに決まりました。その方の場合は治療効果が明確に現れ、とても喜んでいました。このようなことを経験すると、やはり、その人その人の状態や状況を細かく把握して、話し合いもきちんとするということが何より大切だと思います。……でも、僕としては変化がめざましすぎる方法に対する警戒心は変わらないんですよね。

いとう　そうなんだ。

星野　どうしても、「脳に電流を流すなんて……！」という医療者らしからぬ不安が拭いきれないのが正直なところですね。時間がかかったとしても、身体的になるべく負担の少ない方法で、なるべく効果が継続するような向き合い方を基本的には追求していきたいと考えています。

いとう　今の話を聞いてて思ったのは悩みにはいろんなレイヤーがあるってことだよ。銀ペンのお悩みって「この人となんとなく合わないいんで憂鬱です」みたいな悩みだけど、星野くんの悩みは、仕事の仕方が今までと違うとか、自分がいいと思っていることが職場の常識とは違ってる、ってことだよね。

星野　はい。

いとう　だとすると大変だ。だって個人で解決できないじゃん？

星野　だから辞めようと思ってるんですよ……。

お客さん　（爆笑）

いとう　ははは（笑）。そうだよね、辞めればいいんだよね。

星野　辛いときは逃げていいんじゃないかなぁ。「統合失調症のひろば」No.12（日本評論社、

2018年）も「逃げていい」って特集を組んでましたし。「逃げていい」って助けにもなる言葉だとは思います。とはいえ、まあ、なんでもかんでも逃げていいかというとそういうわけでもないし、僕だってすぐには辞められないんですけど。

いとう　うーん。

星野　1年はいなきゃいけないんで。

トミヤマ　でも「逃げていい」と思いながら働けると、多少は楽ですよね。

いとう　次のこと考えられるしね。

星野　だから今は「漢方の勉強をしようかな」と思ってて。ゆっくりしか治療できない方向に進んでみようかなと。

いとう　たしかに漢方って時間をかけて治療していくイメージだもんね。

星野　「体に優しい、気持ちにも優しい」みたいな感じがいいかなと。ただ、すぐ治してほしい人は怒りますけど（笑）。

いとう　そういう人はしょうがないよ……。

星野　体に無理させることって、僕はできれば避けたくて。薬をたくさん処方するとか、いきなり電気の治療をするとか……あと、アドバイスしまくるとかもできれば避けたいですね。アドバイスがしっくりくるのであれば、ある程度アドバイスに従って行動してもらうのは大事なこともありますけど、こう、昔の鬼コーチみたいな感じで接すると、一瞬

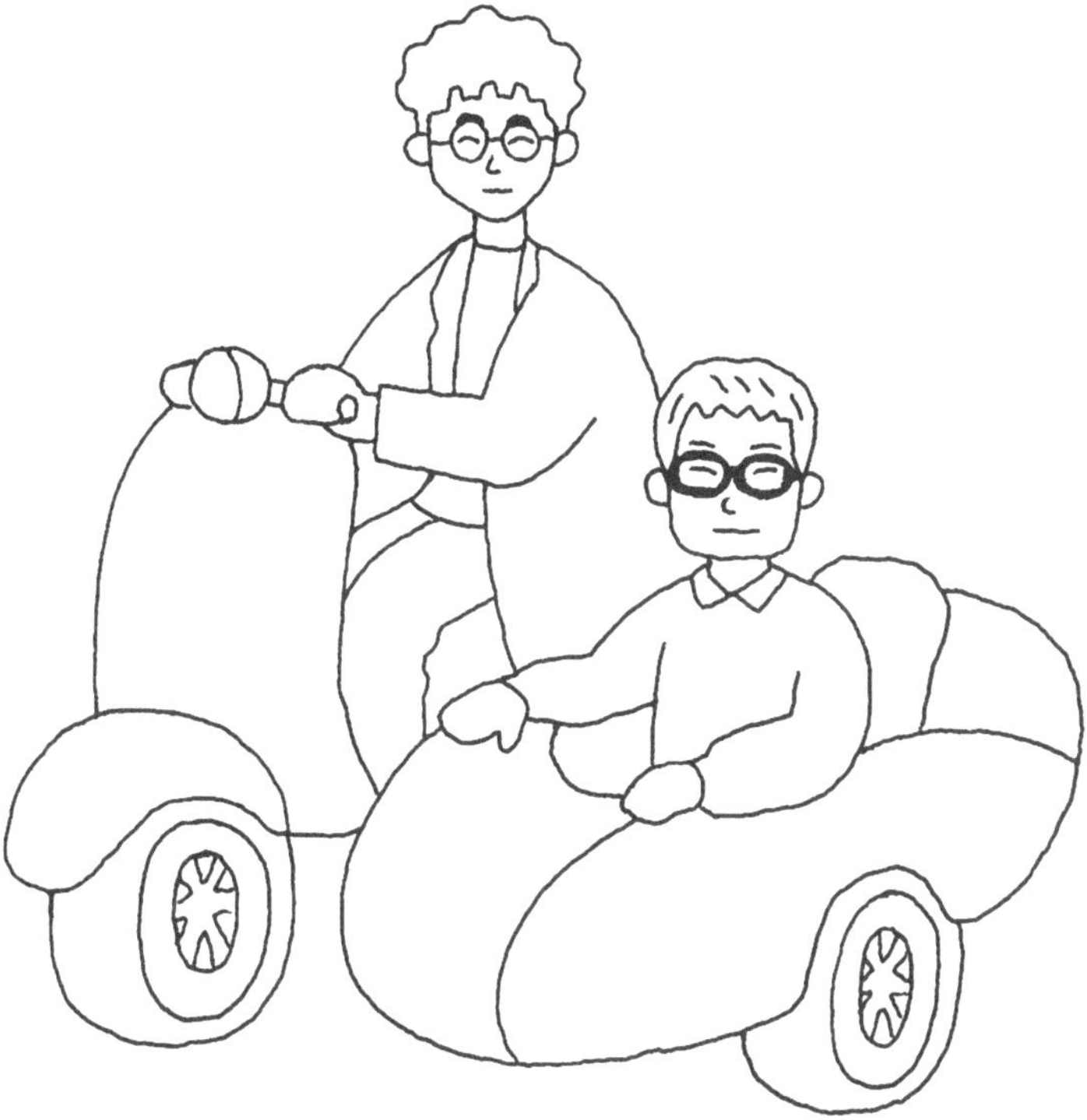

はよくなっても、そのあとに揺り戻しが来ると思っていて。やっぱり、かかった負担ってなかったことにはできないと思うんですね。だから負担がかからないように、ちょっとずつやっていくしかないのかなって思って。

いとう　だとすれば、たとえば、自己治療みたいなこともある程度はしなきゃなんないということになるよね？　認知の歪みを自分でメモって「これは本当に悪いことなのか？」って自分で考えてみる方法とかって、やったら劇的によくなるわけじゃないけど、自分の状態を把握しようとする態度自体は大事だってことになるわけでさ。

星野　そうですね。でも、まあ、何をしても辛いときは辛いんですが……。

いとう　それはまあそうだよね。俺もさ、「最近、いろんなことがうまくいってるな」って思ってもどっかに「でも、あれだけがうまくいかねえんだよな」とかっていうのはあるもんね。このあいだふっと考えてみたら、いつもうまくいかないことがひとつ必ずあって、「あっ、これって自然とそうなるんじゃなくて、俺がそうしてるんだ！」って気づいたの。これは俺の癖なんだよ。だからこの癖はちょっと直そうと思ってて。歯に挟まった秋刀魚の骨くらいの問題を人はものすごく大きな問題に感じてしまうんだ、っていうさ。秋刀魚の骨なんて、ほんのちょっとしたもんなのに、人を1日憂鬱にさせるじゃん？

星野　そうですね。秋刀魚の骨が挟まってたら、ずっとそのことを考えちゃいますもんね。

いとう　触っちゃうよね。

星野　触ったせいで膿んだりとかしますよね。

いとう　そういうこともあるか（笑）。ま、でも、自分の大きな体からすればすごく小さな問題なんだって考えるようにしたいなって思ってて。

星野　気になることと共存していくっていうのは、そういうことかもしれないですね。「まあ挟まってはいるけど」みたいな。

いとう　うん。

星野　人って、魚の小骨レベルのことでも、一度意識してしまうと他のことが考えられなくなったりしますからね。

いとう　そうそう。

星野　ちょっと視野狭窄みたいになったら、視野を広げることができるといいですね。

寄り道はあとから効くことも

これから起こるであろう経験のないつらいこと（親の死とか）を1人で乗りきっていける自信がありません。自殺願望があるとかでは全くなく、そういうときに自分で自分の心を支えられるようになりたいと思っているのですが、どういう思考をするようにすればいいのでしょうか？

ぬう、35歳、女性、会社員

いとう　これはもう完全に星野案件ですね。よろしくお願いします。

星野　あっ、丸投げ……！

お客さん　（笑）

いとう　いや、うっかりしたこと言いがちだからさ、俺。まずは星野くんに先行ってもらって、うっかり八兵衛はあとから駆けつけたほうがいいじゃない？

星野　そうですか（笑）。まあ、自分の人生に何が起こるかとか、そのときどういう状況かとかって、よくわかんないじゃないですか。ここには「親の死」って書いてありますけども、そのときもしそれ以外にきついことがあれば、余計にきつく感じられるかもしれないし、何か心の拠り所があれば、きつさは少し減りますよね。だから、あらかじめ自分を労るための何かをいっぱい探しておくといいんじゃないかと思うんですよ。

いとう　それは「これをやってるときは自分はハッピー」みたいなこと？

星野　はい。ハッピーとまではいかなくても何か……

いとう　気分が悪くないような。

星野　はい。銀ペンさんのキンプリとかもそうなんですけど、何か好きなものがあるといいですよね。ランニングでもいいし、クロスステッチでもいいし。

トミヤマ クロスステッチって何？

いとう 刺繍の種類ですね。

星野 刺繍!? 星野くんが急にクロスステッチとか……どうしたんだよ！

いとう いや、作業療法でよくやるんですよ（笑）。

星野 ああ、そうなんだ。

いとう クロスステッチは夢中になれるので結構いいんですよ。

トミヤマ バッテンをたくさん作っていると、いつのまにか模様になってるのがいいんですよね。

星野 あっ、だからクロスステッチって言うのか！

トミヤマ そうですよ！ 知らなかったんですか？

星野 そうか、クロスか……。

お客さん （笑）

いとう 意味もわからずむやみにやらせてたっていう（笑）。

星野 人間関係の拠り所を作っておくのもいいんですけど、それだと相手次第なところがあって、揺さぶられてしまうこともあると思うので、それ以外の、クロスステッチ的な何かがあるといいんじゃないかなと思いますね。

いとう　……そろそろうっかり八兵衛が出てくるんだけどさ、今に至るまで俺、あんまり詩のことがわかってなかったというか――「いとうせいこう is the poet」とかやっといてあれなんだけど――自分は散文の人間であって、詩からはだいぶ遠い気がしてたのね。だからこそ詩人のことは尊敬してるんだけど、詩の機能がリアルにはわかってないような気がして……でも、今、星野くんの話を聞いてなんとなくわかった。つまりさ、昔の人とかって、辛いことがあると詩を思い出したりしてたんじゃないかな。

星野　僕もそう思います。

いとう　だよね？　辛いことがあるたびに小説読むのもなかなか大変じゃない？　その点、詩ってすごく短いからさ。「太郎の屋根に雪ふりつむ」とか。なんで三好達治が出てきたのかわかんないけど（笑）。まあ、そういうものを思い出すと、生きていけるというか、ヴィジョンを得られる、っていうことはすごくあるだろうなって。

星野　そうですね。

いとう　前にもちょっと話したけど、昨日すぐそこのライブハウスでs-kenさんっていうすごい人とイベントやったのね。で、s-kenさんがラストのMCで何度も「坂本龍馬も言ってるんだけど」みたいなことを言うんだよ。俺の記憶が正確じゃないかもしれないけど、「すごく大変な世の中だ。でもそんなに急ぐな。なんとかなるさ」って言ってたの。これこそ詩だなって思った。別の形で「なんとかなるものだよね」って言われるよりも、「でもそんなに急ぐな。なんとかなるさ」ってスパッと言われるほうが、すごく刺さる感じがしたの。お守りにして持ち帰れるというか。生きていく中で、そういうものを持っているかどうかってことは、すごく大きいね。

星野 そうだと思います。

いとう 「そんなに急ぐな。なんとかなるさ」っていうのは多問多答のテーマでもあるわけだけど。

星野 やっぱり詩って、自分の気持ちとシンクロする瞬間があるじゃないですか。「僕以外の人もこう考えてたんだな」みたいな。あと、今までピンとこなかった詩が、何かを経験したことでピンとくるようになることもありますし。だから、詩みたいなものを知っておくのはいいと思いますね。

いとう そうだよね。

星野 ちょっとだけ一人ぼっちじゃなくなる可能性はあるので、そういうものを――いっぱい持ってなきゃいけないわけじゃないんですけど、いくつか持っていると――自分を労《ねぎら》えるんじゃないかなと。自分を労うってなかなか難しいことなので。

いとう そういう言葉を探すのって、まあまあ難しいよね。だから、元気なときからいろいろなものに興味を持ってザクザク食べとかなきゃいけないわけでしょ。三木のり平はそれを「乞食袋」っていうんだけど。あらゆるネタを、ズタ袋にどんどん入れていくの。それをしばらく寝かせておいて、何かあったときに取り出すと「これ効くわ〜！」みたいなことになる。

星野　発酵ですねまさに。

いとう　うん。だから普段から人の話をよく聞くとか、本屋に行って気になる本をパラパラしてみるとか、そういう寄り道をしておいたほうがいいんだよ。

星野　寄り道って、無駄だと思いきや、無駄じゃなくなったりするので。さっきも言いましたけど、円環的なんですよね。何がいつどこで効いてくるかわからないっていう。

いとう　そうなんだよ。俺みたいな仕事って、ひどい目に遭ってもオセロがひっくり返るみたいにやがて使えるネタになるし、それがいいなって思うんだけど、本当は誰だってそうなんだよ。寄り道をしてればやがてオセロ状態になるっていう。

星野　そういうもんだと思います。『ナポレオン戦記』もクソゲーなわけじゃないですか？

いとう　クソゲーだよ。

星野　クソゲーなんですけど、クソゲーゆえに今日話題になったじゃないですか？

いとう　そうだね。

星野　いとうさんは「なんだよこのクソゲー！」って思ったかもしれないですけど……。

いとう　いや「大好きだ！」って思ってるからね、俺は。

星野　そしたらもういい側面しかないってことですね。

いとう　「なんで俺はこれをやってしまうんだろう？　でも好きだ」って思ってた。

星野　なんていうか、クソゲーなんだけど、『ナポレオン戦記』があってよかった、っていう話ですよ。

いとう　そうだよ。これに費やした無駄な時間は決して無駄ではなかったってこと。だから、まあ、みんなも無駄をじゃんじゃん食っとけと。

星野　そう思いますね。

いろいろやっておくと備えになる「かもよ」ぐらいで

いとう　人はメンタルが不安定になるとつい本屋で『不安にならないための10ヶ条』とかいうタイトルの本を買ってしまうんだけどさ。

星野　ああ、ハウツー本……。

いとう　ついつい手を出しちゃうでしょ？

星野　あれは「今」のことしか考えてないのがまずいんですよね。他にも必要なものが絶対あるのに「今のあなたにはこれしか必要じゃない！」って書き方するじゃないですか。

いとう　つまり視野狭窄すぎて想定外のことに対応できないってことでしょ？

星野　そうです。

いとう　でも『ナポレオン戦記』はそうじゃないから（笑）。

星野　ただ、『ナポレオン戦記』は想定内のことにも対応できないっていう弱さが……。

いとう　ふははは（笑）。全然対応できないんだよ。

星野　どっちも必要なんだと思います。無駄なことばっかりやるのは、無駄なことを一切やらないのと、ある意味一緒というか。だからいろいろやるのがいいんじゃないですか。

いとう　そうなんだけど、若い人はそれだと不安なんじゃない？　年代的に「何が起こるかわからない」っていう不安が強いときってあるしね。

星野　ありますね。

いとう　ある程度の年齢になってくると「生きてりゃどうにかなる！」って思ったりするけど、若いとそこまで思えないよね。

トミヤマ　相談者はまだ35歳ですから。

いとう　そうだよね。しかもこれ、自分のことで不安なわけじゃないんだよ。「親が死ぬ」みたいなことであって「自分がいきなり手術しなくちゃいけなくなって」ってことじゃない。自分のことではちきれそうになったら大変だけど、他人のことを考えられているうちは大丈夫なんじゃないかという気がするな。

トミヤマ　「備えすぎず備えよ」って感じですね。「備えよう！」と思うんじゃなくて……。

いとう　あっ、そうそう。「今日もまた備えられなかった、どうしよう！」ってなるから。そうじゃなくて、こんなゆるいイベントに参加したことが意外と備えになってるかもよ、って思わないと。

星野　「かもよ」っていいですね。

いとう　「かもよ」です。「さっき隣の人にもらったあのおせんべいが俺を救うなんて！」……なんて日が来る「かもよ」って話だよ。

星野　あの種からこんな花が、みたいな。

いとう　そうそう！「朝顔じゃねぇじゃねぇかよ！」って（笑）。人ってそういうことを日々積み重ねて生きていくしかないんですよ、ってことぐらいだね、今言えるのは。

嫉妬する心の処し方

職場に嫌いな子がいます。前から要領よく楽しい仕事ばかりしている子でした。元々遅刻や当日休みが多かったのですが、今は「精神的ストレス」とかで週1、2

しか来ません。そんな彼女の病状を私はどうしてもうたがってしまいます。彼女のデザインはとても素敵なのでみんなにほめられます。私はシットとなんでみんなは普通にしていられるんだろうといつももやもやしています。どうしたら気にせずにいられるんでしょうか。

ほんとは○こ、45歳、女性、webデザイナー

星野　……今の読み方は（笑）。

いとう　今までとなんか違ったよ（笑）。

トミヤマ　すみません、わたし、こういうこと思われるタイプなんで「わかる〜」って思ってつい力が入ってしまいました。

いとう　なるほど。

トミヤマ　楽しく要領よく仕事してるように思われるんで、組織で仕事をするとすごい嫌われます。

いとう　あー。「なんであいつがあの仕事振られてるんだよ！」とか。

トミヤマ　はい。「ラクで面白そうな仕事ばっかりやりやがって！」的な。

いとう　でも実際楽しいときもあるでしょ。

トミヤマ　（食い気味に）すごい楽しいんですよ！

お客さん　（笑）

いとう　仕事を振るほうもさ、誰に振りたいかって、楽しく仕事をするやつに振りたいから、つ

い振っちゃうわけよ。で、そういうやつに振るとそれなりの見返りがあるから、結果としていい感じになっちゃう。もちろんそのあいだに他でコツコツやってる人もいて、それをどう労うかっていうのも大事なんだけど。

星野　大事ですよね。

いとう　俺は「あっ、あいつ、腐ってんな」って気づくと、何ができるわけでもないけど、とりあえず駆けつけるの。そんで「おまえもおまえで大変だってことは俺もわかってるぞ」って言う。でも、それを言ったら俺は「もう大丈夫かな〜」って思って帰っちゃうんだけど、みうらさんはそういう人にコミットしちゃって、朝まで飲んじゃうタイプ。

お客さん　（笑）

いとう　だからこれって、上司との仲も関係してるよね。人の動かし方の問題というか。あっ！なんか、今になって『ナポレオン戦記』が効いてきたぞ……やっぱさ、戦うとなったら、歩兵もいるけど、砲兵もいるし、騎馬隊だって組まなきゃいけないんだよ。で、それぞれの機能があるってことは、得手不得手もあるの。遠くまで上手に大砲撃ってくれるやつを使いたくて、そいつばっかり動かしてると、歩兵が「なんだよ、あいつばっかり」って思うことはあるだろうし、そういう意味で言うと、俺は兵士たちにはかなり恨まれてると思う。自戒を込めて言うけど、理想としては、職場の偉い人がちゃんと褒めてくればいいんだよね。

星野　そうですね。

いとう　でも現実はそうじゃなくて、そのせいで嫌いな子はできるわ、その子を嫌ってる自分のことも嫌いになるわ、っていう負のスパイラルに陥っちゃってる。つまり「嫉妬ってどうすんの？」っていう問題だよ。

星野　難しいですねぇ、これ。僕は小学校のとき『いいじゃん別に』人間」っていうあだ名だったんですけど。

お客さん　（笑）

星野　僕の場合は、職場にこういう人がいても「別にいいじゃん」って思っちゃうんですよね。でも、まあ、おいしいとこどりしてるからなあ……でも、地道にやってるほうがいいと思いますけどね。

トミヤマ　ウサギとカメのお話みたいなことですか？

星野　はい。僕は何事も「飛び級」はできないと思ってるんで、地道にやるのはすごくいいと思います。でも、問題はこのモヤモヤをどうしたら気にせずにいられるかってことですよね？

いとう　これは無理な相談だよ。嫉妬ってさ、「食欲、睡眠欲、性欲、嫉妬欲」ってくらい大きな人間の欲求でしょ。「自分はこんなにやってるのになんで認められないんだろう」っていう気持ち、大人になっても全然あるもんね。俺なんていまだに「なんでこんなもんがいいって言われてんの!?」とか思うよ? そう思うから、「100年後の研究者なら、俺のことをきっとわかってくれるはずだ」っていう発想に切り替えるんだけど。ただ、100年後のことを考えられるタイプの仕事をしてないと、この切り替えは難しいか……。

星野　なかなか難しいですよね。

あなたを見てる人はきっといる

いとう　ていうか、ちょっと考えてみてほしいのは、その嫉妬されてる子が、ほんとに幸せなのかってことだよ。その子と話してみたら、言うほど幸せじゃないかもしれないじゃない。あとは、「そもそもこの子は今をときめくクリエイターなのかな? そこまで大したもんじゃないんじゃ?」と考えることもできるよね。

星野　言うほど幸せじゃないというケースはありそうですよね。

いとう　嫉妬ってつねに比較の問題だから、相手を上に見れば見るほど自己嫌悪に陥るけど、

星野　「そんなに上なのか？」って思ったときに「あっ、わたしのほうが全然面白い趣味あるじゃん」って気がついたりすると、捉え方が変わるよ。

いとう　そうですね。「デザインが素敵」「いい仕事をする」みたいな観点は、ひとつの観点に過ぎないんですけど、知らず知らずのうちにそこからしか物事が見えなくなるというのはあるかもしれないですね。

星野　そうだね。

いとう　強みって、どんな人にも絶対あるはずなんですよ。だからそれを活かしてどんどん突き進んでいけばいいんじゃないかとは思いますね。

トミヤマ　「あなたがそう来るなら、わたしはこうします」って逆張りしていったら、そのうち評価が変わってくるよ。

いとう　それこそさっきの『ナポレオン戦記』じゃないですけど、組織を回していくってことを考えると、派手な仕事はするけどたまにしか会社に来ないみたいな人だけじゃなくて、毎日ちゃんと会社に来てコツコツ仕事して帰る人も絶対必要なんですよ。そういう人ってチヤホヤされないし、「ありがとう」とも言われないかもしれないけど……それでもコツコツやれてる自分に対して絶対に自信を持ったほうがいいと思います。

そういう人もいないと困るんだよね。たまにしか来ないやつにでかい案件を渡すの怖いもん、ナポレオンとしては。上の立場の人間は、社員にも得手不得手があるってことをわかってると思うよ。

トミヤマ　実は見てますよね。

いとう　見てないようなやつに会社は回せないもん。

星野　僕、バスケットボールのNBAが好きなんですけど、あれって、ダンクシュートとかスリーポイントをキメる選手が目立つんですよ。でも、ディフェンスのシステムをめちゃくちゃ理解している選手も大事だし、そういう選手ってちゃんとチームに残るんです。ユーチューブを見てると、地味な選手を特集してるユーチューバーがいたりして「やっぱ見てる人は見てるな」っていう。

いとう　今、星野くんの言ったことは重要だよ。見てるやつは見てる。

星野　そうなんですよ。遅刻や欠席をしない、みたいな地味なことでも、見てる人は見てる。

いとう　ちょっとした強みってなかなか褒めにくいんだよ。褒める機会もそんなにないしさ。ただ出社してるだけなのに「おまえ、よく毎日来てるなぁ」っていきなり褒めるのもおかしいじゃない？　すげぇ働いてる人が風邪引いちゃったら「おまえずっとがんばってたもんな～」って言えるけど、そうじゃないと、心でいろいろ思ってはいても、なかなか褒められないのよ。そのことはわかっといたほうがいいと思うんだ。

星野　そうですよ。「地道に」とか「真面目に」っていうのは、絶対悪いことじゃないです。

いとう　そうだよね。

本当に嫉妬するに値する人なのか偵察する

トミヤマ　あと、休んじゃってる人のほうが、真面目に働いている人に感謝してる可能性だってないとは言えないんですよ。

いとう　ああ、なるほど。

トミヤマ　自分は仕事を評価されて、休みももらって、なんなら多少チヤホヤもされていると。でも、それは他の人たちがちゃんと会社を回してくれてるからだって、心のどこかではわかっているかも……。

いとう　そこが自分のアキレス腱でもあるからね。

トミヤマ　はい。ただ「ウェーイ!」みたいな感じで仕事してる人ばかりじゃないんじゃないかな、とは思いますね。

いとう　あのさあ、「人狼」をやってみたらいいんじゃない? 会社の言語でしかコミュニケーションしてないのが問題なんだから、あれで遊べば、「こいつ、意外に正義感あるな」とかわかるかもしれないじゃん。

星野　嫌いすぎてすぐ殺しちゃうかもしれないですよ。

いとう　「こいつ、ヤなやつだな〜、殺そ！」っつって（笑）。

トミヤマ　ははは（笑）。でもまあ、会社の言語以外で会話をする機会があったら、それは逃さないほうがいいかもしれないですね。

いとう　だよね。嫌いなやつがいると、飲みの席にも行かなくなったりするけど、やっぱ偵察は欠かせないと思うな、俺は。

トミヤマ　「嫉妬してる」っていう自覚はあるようなので、その嫉妬がなんなのか、もうちょっと詳しく知るためにも、敵を偵察していただいて。

いとう　そうそう。本当に嫉妬する意味があるのか見極めないといけないよ。

星野　でも、当たってたときの辛さ……「やっぱりこいつ、嫉妬するに値するやつだ！」ってなると結構きついですよ。

いとう　でもさ、嫉妬するに値するっていうことは、言い方を換えると「あいつ、うまいことやるな」ってことでしょ？

星野　敵ながら天晴れということですね。

いとう　そうなったらもう「嫉妬トロフィー」をあげるしかないでしょ。

星野　ああ、心の中で。

いとう　そうそう。「悔しいなあ……はい、トロフィー」って。まあ、座布団でもいいんだけど。嫉妬座布団。

星野　嫉妬座布団（笑）。いいかもしれないですね。「嫉妬座布団1枚進ぜよう」みたいな。

いとう　そうそう。なんで侍なのかわかんないけど（笑）。

星野　「嫉妬座布団を進ぜよう」っていうのは、なんかちょっとおかしいじゃないですか。

いとう　おかしいよ。ユーモアだね。

星野　なんていうのかな、嫉妬座布団を渡すことで、ちょっと滑稽に思えてくる、みたいな。要は、なんにも敵わないような気がすると、もう、すごい嫌じゃないですか？　だから滑稽さがあるといいのかなって。

いとう　「今日は3枚あげます！」みたいなね。毎月のグラフを作って「夏はあんま出ないなあ、嫉妬座布団」とかいって傾向をつかんだり。

星野　そうですね。

いとう　嫉妬から逃れようとするからモヤモヤするけど……

星野　もう嫉妬にどっぷり……

いとう　嫉妬道を邁進していただいて。

お客さん　（笑）

いとう　そしたらますます会社休めなくなるね。ずっと偵察してないといけないから。そうこうしてるうちに、こっちの出社態度も話題になるよ。「あいつ、いっつも会社にいるなあ」って。

星野 だんだん自分も嫉妬座布団を貰う立場になるかもしれないですね。

いとう どうすんだよ、大葛藤だよ。

お客さん （笑）

いとう 「あの人、体強いからいいよなぁ」とか言われて。自分でも気づかないうちに嫉妬されるんだよ。

星野 それはほんとにあるかもしれませんね。

「ぼんやり力」は悪魔の使う手

いとう あとひとつやったら第1部終了だよ。

トミヤマ そうですね。ええと、これがいいかも……さっき、将来の不安で押しつぶされそうな方のお悩みがありましたけど、こっちは過去の後悔で押しつぶされそうな方です。

考えてもしょうがないこと（過去の失敗等）を考え続けてしまうクセ、直すにはどうしたらいいでしょうか……。本に書いてあった「書く」方法もよけいに記憶に残ってしまいそうで怖いのですが……。

いとう　ああ〜。

トミヤマ　過去の出来事を思い返して「うわー！」っとなる方です。

いとう　誰しもそうなることはあるよね。

星野　ありますあります。これ、「考え続けてしまう」ということは、それがあんまり嬉しくないことなんでしょうね。考えが止まらない場合は、書き出すにしても、箇条書きじゃなくて、たとえばですね……（ホワイトボードに向かう）……えーっと、この方は、具体的には何があったんだろう？

いとう　大事な人にひどいこと言っちゃった、とかじゃない？

星野　そうか、じゃあ「過去にこういうことがありました」と書くわけです。

いとう　出来事だね。

星野　それで「そのことについてまた考えてしまいました」と。

いとう　事象だ。

星野　次は、そのときにどう思ったのかを書きます。「不安になった」「イライラしたら余計に

いとう　『もうダメだ』と思ってしまった」とか、そういったことを書きます。「変なラインをしてしまった」とか「そしたら汗がいっぱい出てきた」みたいなことも書いていいです。つまり感情の動きをこと細かに書くと。

星野　そうです。簡潔に書くのもひとつの手なんですが、自分の中で何が起こったかを、細かく書いたほうがいいときもあって。

いとう　自分を観察するのか。

星野　はい。セルフモニタリングをすると、「なんか『もうダメだ』と思ったけど、本当にもうダメなのか？」とか、まあ、どこか修正のしどころが見つかるかもしれないので。たとえば「なんで考え続けちゃうんですか？」って訊かれても「いや、それがわからないんですよ」としか答えようがないですけど「じゃあ、考え続けてるときってどういう状態ですか？」って訊かれたら案外書けたりするので……ちょっと難しいですかね？

いとう　いやいや、自分の感情を「あれ、こういうことかな？」って辿っていくことはわりと簡単にできそうじゃない？

星野　ゆっくり辿っていけば大丈夫かも。簡単な認知療法みたいな感じでやってみるのもいいのかなと思います。考え直すきっかけになるので。

いとう　「さっきのライン、あのスタンプでよかったのかな？　ゴルゴ13が撃つとこ送っちゃったけど……」みたいな。

星野　そういうのありますよね（笑）。

いとう　それで返事が来たら、「これは間違ってなかった、マル」ってすればいい。

星野　そうですね。自分のことを掘っていく、っていうイメージで。

いとう　なるべく正確に掘るようにしてね。

星野　そうです、そうです。

いとう　ぼんやりしてるとずっと辛いまま。俺が思うに「ぼんやり力」は悪魔の使う手だから。

星野　地獄の住人だ。

いとう　ぼんやりしてると地獄の悪魔が取り憑いてくる。人間の理性ってすごいものでさ、正確であろうとすると、ある程度ぼんやり力を押しのけることができる。だから「理性的であれ」ってこと。

トミヤマ　今は書くことが怖いということでしたけど……

いとう　書いたほうが怖くないよ。

星野　そうそう。そうですね。書き方にさえ気をつけていただければ。

いとう　……星野くんさあ、今気づいたけど、こっちから見るとちょっとケーシー高峰なんだよね、服も白いし。

お客さん　（笑）

星野　僕、某出版社の方が辞めるときにやった餃子の会で「餃子と人間の欲望について」っていうネタで喋ったら「テン年代のケーシー高峰」と言われましたよ。

いとう　すごいね（笑）。こないだも俺、マキタスポーツに「ケーシー高峰のポジションが空いてるぞ！」っていう話をしたの。二人で切磋琢磨して2代目ケーシーを争ってほしい。

星野　マキタさんと!?　強敵すぎますよそんなの！

一休み4

詩について

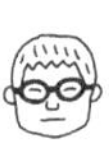

詩が大事なんじゃないか、と本編では話しています。「いとうせいこう is the poet」なんていうバンドユニットで今は激しく活動もしている俺ですしね。そこではミュージシャンが鳴らす音から連想される文章を朗読してます。その言葉を聞いて演奏がまた変化するので、音と言葉の追っかけっこになってる。

俺はそういう形でしか自分を詩人とは言えないのですね。とてもじゃないけど詩というものが書けない。どうしても意味の通りやすい散文を書いてしまう。文法を無視したり、意味の散乱する方法を選んだりができないのです。果たしてどこまでそれをやっていいか自分で境界がわからない。

詩人を尊敬するのは、生まれてくる言葉をひと筋信じることができる勇気に憧れるからなんですよね。読者のみなさまの中にも、そういう勇気が持てない優柔不断な、いつだって中間管理職的な、いわゆる血液型がB型なのっていいよねーとか思っている人がいると思います。詩人のようにジャンプできないというような思いの。

それを、俺はまずラップの韻文でどうにかしようとしました。脚韻を踏んでいると、自分の考えを超えて文章ができてきて、しかも単純に言って面白い韻は誰にでもわかる。ただし、ラップだと言葉を決まった小節内におさめていかないといけなくて、それはそれで不自由だよね、音楽とセッションするのに拘束が多いよねってことに、俺の場合なったわけです。反音楽がカッコよくてラップに傾倒したけど、韻そのものはきわめて古い形式ですし。

それでダブに行き、言葉に音響的なプレッシャーをかけてもらった。判断はダブエンジニアにおまかせで、自分はエコーのかかった言葉やわざと聞き取りづらくされた言葉を音楽的に縫って次の言葉を語る。それはミュージシャンが出す音との兼ね合いにもなる。

その場でしか生まれない読み方、文章の選択、あるいは即興で出てきてしまう言葉。そういうもの全体でもって、俺は俺の詩だと今は思っているのですね。

勝手に詩のようになってしまう散文、という詩。

思いついてやりだして、ついに自信が持てるまで20年近くかかりました。

方法はどうぞ盗んでください。ヒップホップはそういうものなので。ただし、俺のようには誰も読まないだろうと、芸人としての俺、吟遊せざるを得なくなった俺は胸を張っているのです。かかってきたまえ、と。

星野概念リサイタル

星野　……第1部はかなりタピオカの話していた気が。

お客さん　(笑)

いとう　椅子があるとああなっちゃうっていうか……。大体、あれよ。登壇者があぐらをかきながら喋れるなんて、こんないいトークショウはないですよ。失礼ですもん、ふつうは。

星野　いとうさんが勝手にあぐらをかいてただけですけどね。

いとう　いや、まあ、そうなんだけど(笑)。みんな許してくれてる感じがあるから。ただ、こうやって立っちゃうと、司会者心というのか、

星野　魂に火が点きますか。

いとう　点きます。第2部はですね……って、見て！　マイクのここ持ってるでしょ！

星野　タモリ持ちですね。

第2部

いとう　軽ーく先端だけを持つやつね。まあ、それはともかく、第2部は音楽と笑いとトークを……何時間くらいやるんでしたっけ？

トミヤマ　まずは今から1時間ほど星野概念さんのリサイタルを。

いとう　なんで本屋でやるんだよ。

お客さん　（笑）

トミヤマ　リサイタルのあとは、松本ハウスさんをお招きします。お二人の共著『統合失調症がやってきた』（幻冬舎こころの文庫）の解説を星野さんが書かれていますので、そのあたりのお話を伺いつつ、今日はネタもやってくださるということで。

いとう　それは最高ですね。それで何時くらいに終わるの？

トミヤマ　一応、9時半目標ですね。

いとう　まあ、延びたとしてもね、三々五々帰っちゃって大丈夫です。そういう会ですから。俺たちの知り合いなんか、第1部のあいだにサウナ行ってるから。

星野　「サウナ行ってきてめちゃくちゃ眠い」って言ってました。

いとう　横丁の行事じゃないんだからさ、ここは。まあ、2部は絶対寝るでしょうね、あの人。えー、まあ、それはともかく（笑）、1時間ほどですがよろしくお願いします。

〈星野概念実験室リサイタル〉

M1「翳りゆく部屋」（荒井由実カバー）
M2「イビツワルツ」
M3「平熱大陸」
M4「ビタミンABC」
M5「湿地帯」
M6「エメラルドシティ」

出演：星野概念、今泉仁泉、青木拓磨、三浦千明
飛び入りゲスト：ゴンドウトモヒコ

ライブハウスとは異なる会場の雰囲気に飲まれた星野さんが、「一緒に歌うことで無理やり一体感を出して安心したい」ということでM2「イビツワルツ」のコーラスをお客さんにお願いしたり、どうしてもみんなにギターを聴かせたい今泉さんが急にM5「湿地帯」をやりたいと言いだしたり……そんな臨機応変さが心地よい、実に多問多答らしいリサイタルでした。

登場!! 松本ハウス

いとう　いいリサイタルになったね。とっても。
星野　そうですか？
いとう　うん。空気感もよかった。
星野　ありがとうございます。
いとう　ということでね、今日はビッグゲストが来てますから。
トミヤマ　本日のスペシャルゲスト、松本ハウスさんです！　どうぞ拍手でお迎えください！
お客さん　（拍手）

〈ネタ披露〉

お客さん　（拍手）
いとう　ありがとうございました。じゃあこっちに座ってもらって。

松本ハウス　ハウス加賀谷と松本キックのコンビ。フジテレビ「タモリのボキャブラ天国」、日本テレビ「進め！電波少年」などの人気番組に出演していたが、加賀谷の統合失調症悪化のため1999年から10年間活動を休止。症状が改善され、2009年に「JINRUI」として復活、2011年にはコンビ名を「松本ハウス」に戻して再出発。現在の活動は主にライブや雑誌の連載、講演会など。書籍に『統合失調症がやってきた』（幻冬舎こころの文庫）、『相方は、統合失調症』（幻冬舎）がある。

ハウス　（着席するなり）『ノーライフキング』（河出文庫）、おめでとうございます！
いとう　いや、「おめでとうございます」って。賞、獲ってないし。
お客さん　（笑）
ハウス　もう、すごく、感銘を受けました。子供の頃だったんですけれども。
いとう　えっ、そんなに昔なの？
ハウス　『ノーライフキング』が中3くらいですね。で、『解体屋外伝』（河出書房新社）が芸人になってから……17か18のときです。
いとう　おー、『解体屋外伝』も読んでくれてるんだ。
キック　これ、1回ちゃんと仕切ってから始めましょうかね。
ハウス　あっ、そうですね。
いとう　じゃあ、最初は本の解説を星野くんが書くことになった経緯から訊きましょうか。あれは編集者の発案で？
キック　そうですね、はい。
いとう　星野くんは、もともと加賀谷くんの状態を知ってて「書いてみよう」って思ったの？
星野　どういう状態だったかっていうのは、本を読んで初めて知りました。
いとう　そうなんだ。解説を書いてから直接会ったりとかは？

キック　今日が初めてです。

いとう　へえー、じゃあ、このイベントがあってよかったね。

キック　最初は誰が星野さんなのかわからなくて……最終的に雰囲気でわかったんですけど（笑）。

お客さん　（笑）

ハウス加賀谷さんの症状

いとう　加賀谷くんはどういう症状なの？　一番よく知ってるのは相方だね？

キック　僕から見た加賀谷は……まあ、まともじゃないですね。

お客さん　（笑）

ハウス　……僕の話？

いとう　そうだよ。君の話を聞きたくて集まってるからね、みんな。

ハウス　ああ、はい。まず僕は、幻聴がすごく聞こえまして。最初は中学生のときだったんですけど。

星野　早いですね。

いとう　そうなの？

星野　中学生からだと結構早いと思います。

ハウス　中学校2年生ですね。僕、学校ではいつも一番前の席で授業を聞いてたんですね。

いとう　それはちっちゃかったから？

ハウス　はい、ちっちゃかったんですよ。

いとう　そのあと背が伸びたんだ。

ハウス　僕、中学生のとき27センチ伸びたんですよ。これが統合失調症〈※3〉の特徴です。

キック　ただの成長期や！

ハウス　それでつねに一番前にいたんですけども、公立の学校だったんでクーラーとかなくて、すごく暑い日があったんですね。それで教室に入ってきた先生が、僕のすぐ後ろに座ってる女子生徒を注意したんです。

いとう　うん。

〈※3〉統合失調症は代表的な精神疾患ですが、その病像は簡単には捉えられません。まず発症の要因が不明で「内因性精神疾患」に分類されます。症状も多彩です。幻聴や妄想などの派手な症状である「陽性症状」、感情や思考が乏しくなったり、意欲が出ず、自閉的にひきこもったりする「陰性症状」、記憶力、集中力、判断力などが低下する「認知機能障害」に大別されます。慢性的で長い経過をとり時期によって症状が異なるので、治療には長期にわたる医療や福祉との関わりを必要とします。ただし、社会復帰する人もたくさんいます。加賀谷さんの現在の活躍は多くの当事者、ご家族の勇気になっていると思います。（星野）

ハウス 「おい、○○！　なんでそんなに不貞腐れた態度をとってるんだ！」って怒ったんです。僕は「どうしたんだろう」と思ってふっと後ろを向いてみますと、その女子生徒が下敷きで顔のあたりを扇いでたんですね。

いとう 暑いからね。

ハウス はい。でも、それを見た瞬間に僕は「前に座ってる僕が臭いからニオイを飛ばしてるんじゃないか？」って解釈してしまったんです。そうしましたら、後ろに座ってるクラスメイトがみんな「加賀谷くん臭い」「なんだこのニオイ、臭ーい」って言ってる声がわーっと聞こえてきたんです。

キック いくつもいくつも聞こえてきたんですって。「加賀谷臭い」「なんだこのニオイ」みたいなのが。

ハウス はい。で、中には僕の知ってる声もあったんで、その友達のほうを振り返ってみるんですけど、ふつうに授業を受けてるんです。もう自分にはどういうことなのか全然わからない状態で、それからつねにその声が……

いとう 聞こえるようになっちゃったんだ。

ハウス はい。

いとう 声が聞こえる人ってすごく多いんでしょ？　なんか見える人よりも。

星野 そうですね。加賀谷さんはそのあと、見えるようにもなりましたけど。自分に向かって話しかけてくるとか、誰かが会話してるのが聞こえるとか。言葉が聞こえてくるっていうのは、典型的な症状のひとつですね。

いとう　加賀谷くんはそこから「病院に行こう！」ってなるまで結構時間がかかったんだよね？

ハウス　はい、かかりました。当時はまったく情報がなかったので、なんのことかわからないんですよ。

いとう　そうだよね。インターネットがあればまだいいけど、年代的にネットはまだ発達してないもんね。

ハウス　はい。なので、母親に相談しても「わたしが何をすればいいっていうのよ！」って逆に怒られたり……。

いとう　そうだよね。わからなくて心細いよね。

ハウス　それで僕もグッツグッツに煮詰まってしまいまして。中学校3年生になっても状態は変わらないんですよ。で、進学を前にして、3者面談が行われたんですけども、僕、先生に言ったんですね。「先生、僕は中学を卒業したら高校には進学せずにホームレスになろうと思います」って。

キック　「高校には進学せずに働きます」じゃないんですよ。

ハウス　ホームレスになろう、って真面目に思ったんです。

いとう　それが自分の願いなの？

ハウス　そうなんです。それがなぜかっていうと、それまでの経験で「どうやら僕はみんなとちょっと違う」みたいなことを思ってたんですね。そこで、こう、中学を卒業したらみんなとは違う場所、違う世界に行かなければいけないんじゃないかって思い込んでしまって、それが「ホームレス」って言葉になったんです。

いとう　そうかそうか。「ここにいてはいけない」みたいな気持ちがあったのか。

ハウス　はい。

いとう　でも、「じゃあ、いい寝床教えてやるよ」ってわけにはいかないよね、先生も。

お客さん　（笑）

ハウス　そうですね。慌ててましたねぇ、先生も。結局は母親の勧めもあって、私立の高校を受験することになったんです。英・数・国の3種目をやったんですけど、

キック　「種目」って、オリンピックじゃねぇんだから！　教科だよ、教科。

ハウス　英語、数学、国語の順だったんですけど、僕はそもそも受かる気がないんで、英語も数学も名前だけ書いて、あとは白紙で提出したんです。で、国語も名前だけ先に書いて、でも、時間がものすごく余ってしまうもので……。

キック　そりゃそうだよ。

ハウス　小論文みたいなのがあって、そこだけ適当なことをつらつら書いて提出したんですよ。

そうしましたら僕はもう安心したんですね。これで高校に受かるわけがない、行かなくていいんだ、と。

いとう　なるほど。

ハウス　でも、母親との約束の手前、合格発表を見に行かなくちゃいけなかったんですよ。それで嫌々見に行きましたら、どういうわけだか僕、補欠の5番目か6番目くらいに入ってて。他の高校に流れる人もいるんで、僕は繰り上げ当選という形で、

キック　「当選」じゃない。選挙じゃないんだから。おかしいでしょ。

いとう　いや、全部の話がおかしいんだけどね。

お客さん　(笑)

いとう　受かるってことがまずおかしいし。

ハウス　そうなんです、宗教色が強い学校だったんで、そういうこともあるのかなぁ……それとも人徳かなぁ、なんて。

キック　人徳関係ないけどね。

ハウス　結局高校に通うことになったわけです。

いとう　そのときも幻聴は続いてるんだよね？

ハウス　続いてます。その頃になると、学校の教室以外でも、電車とかバスとか、ある程度閉ざ

されている空間ではつねに聞こえてくるようになってました。

いとう　それはきついよね。

ハウス　はい。

いとう　ちなみに友達は？

ハウス　いなかったです。

いとう　そうか……。

ハウス　中学校のときに一人いたんです。くだらないことで笑える友達だったんですけれども、骨肉腫を患ってしまって、高校に入ってすぐくらいに……

いとう　亡くなった？

ハウス　はい。なので友達は誰もいなかったですね。

いとう　それは辛いね。

キック　はい。で、高校に入った頃にお母さんが精神科のクリニックを探してきて、ようやく受診をしまして。

いとう　そこで病名的なものを言われたの？

ハウス　言われなかったです。

いとう　あっ、そうなの？

ハウス　はい。あとになって主治医から聞いたんですけど、10代の――つまり当時の僕くらいの

——患者さんには病名を言わないケースもあるっていう話で。

星野 そうですね。確実にその病気だと断定できないうちから言ってしまうと、すごいショックを与えちゃったりするじゃないですか。すごく繊細な問題なので、若い人には言わないことも少なくないですね。

キック あと、名称が名称でしたよね。まだ「統合失調症」っていう名称じゃなかったので。

いとう そうかそうか。「精神分裂病」だもんね。

キック 病名を言ってしまうと重く受け止めすぎるんじゃないか、ましてや思春期だし、っていうことですよね。

いとう こういう症状って、思春期特有の場合もあったりするの？

星野 ありますけど、加賀谷さんの場合は、本で読ませていただいた感じだと、症状が結構顕著に出ていたじゃないですか。

ハウス はい。

星野 自己臭恐怖とかもありましたよね。

ハウス そうですね。

星野 そこまで顕著だと、一時的な思春期の問題っていうケースはあんまりないですね。これはもう確定だな、ということが多いと思います。ただ、それでもやっぱり「絶対」とは言い切れない部分があって。

いとう　まあ「自分が臭いんじゃないか」と思っちゃうことって誰しもあるよね。「今日の俺、臭いかも」って思ったまんま電車に乗って「……ということは、あの人たちは俺の話をしてるんじゃないか」って思うような経験はみんな多かれ少なかれあると思う。でも、それが幻聴にまでなっちゃうのはすごいことだよね。

星野　たぶん辛さの度合いがとんでもなく違うのかなと僕は想像するんですけど。それで頭がいっぱいになっちゃうんですよね。

ハウス　はい、頭いっぱいですね。ただ、高校に進んで僕も知識を身につけるじゃないですか？「これはいわゆるワキガってやつなんじゃないか？」って思ったんです。なので、近所の総合病院に行って、皮膚科の先生に「腋を切ってください」って頼み込んだんです。でも向こうは「そんなことする必要ないから」って言うんですよ。押し問答になったんですけど、僕が強引なんで「あなたが納得するならやりましょう」ってことになって、腋の皮膚をビーッて切り取って、縫合して、抜糸して。抜糸をしても、直後は皮膚が攣って痛いんですよ。でも喜び勇んで学校に行ったんです。

いとう　もうこれで「臭いって言われない！」と。

ハウス　そう思いました。でも、いざ授業が始まったら、今までと同じように後ろから「加賀谷くん臭い」って声が聞こえてきて……。

いとう　きついねえ。がっかりするよね。

ハウス　そうですね。

グループホームからお笑いへ

キック　その頃、加賀谷は通ってたクリニックからあるお誘いを受けるんですよ。

ハウス　「加賀谷くんはちょっと疲れてるようなので高校をお休みしてグループホーム（P85）に入ってみませんか」というお誘いだったんですけども、最初は頑なに拒んだんですね。その頃の僕には偏見があって「そんなに具合が悪いわけではないから大丈夫なのに！」って。でも、やっぱり無理で、グループホームに入ることになりまして。それが16歳のときです。

キック　高校生活をまともに送れてなかったんです。歩くにしてもまともに歩けないというか。

ハウス　廊下を歩くときは背中を壁にぴったりくっつけて、ズリズリズリズリズリッていうような感じで……。

キック　横ばいで歩くみたいな移動の仕方をしてたんですよ。

ハウス　それでふっと長い廊下の先を見たときに、床が大きく波打って、こっちにバーッて来るのが……

いとう　見えちゃったんだ。

ハウス　はい。僕、そういう幻視は初めてだったんですね。もう驚いてしまいまして。それで「あっ、僕は具合がいいわけじゃないんだ」って自覚して、グループホームに入ろうって決めたんですよ。

キック　グループホームにいたのは大体1年くらいだよね？

ハウス　そうですね。同じクリニックに通ってる患者さんたち10名ほどで暮らしていたんですが、みんながちょうどいい距離感で接してくれたので、いつのまにか声が聞こえなくなったんですよ。

いとう　おっ、すごいね！

ハウス　でもですね……半年ぐらい経ったらものすごく焦ってきたんです。僕が穏やかな空気でいられるのは、グループホームの中にいるからであって、いつかはここを出なければいけない、って。

いとう　なるほど。

キック　ゆくゆくは社会復帰を目指しましょうっていうグループホームだったんで。

いとう　「終わりがくるんだ」って思っちゃうよね。

ハウス　はい。社会に出て行かなくちゃいけないっていうので、ものすごく焦ってきて。で、それまでの僕は両親が願った通りに行動する子どもだったんですね。

いとう　いい子だったんだ。

ハウス　「いい子でいよう」っていう気持ちがすごく強くて。でも、グループホームで暮らすようになってから「これからは自分がやりたいと思ったことだけをやって生きてくのはどうだ？」って思って。

いとう　よくそこで自己否定ではなくポジティブな方向にいったね。

キック　そういうときの加賀谷の行動力はすごいんですよ。いい方向に進めるというか。

いとう　パワーが出てくるんだろうね。

キック　「そうだ、お笑いだ！」って思ったらしいんです。

いとう　はっきりそう思えたんだ。

ハウス　はい。「お笑いだ！」って思いましたね。

いとう　お笑いは昔から好きだったの？

ハウス　僕、家庭が厳しくて、テレビはあんまり見せてもらえなかったんですけど、自分の部屋でラジオを聴いてたんですよ。

キック　加賀谷にとっての裏ビデオはザ・ドリフターズの『8時だョ！　全員集合』なんで。

いとう　俺もドリフは禁じられてたから。おんなじ、おんなじ。

ハウス　はあ〜、ひどい家庭ですね。

お客さん　（笑）

いとう　はは（笑）。なんかさ、そういうことされると、やたらと飢えちゃうんだよね。

ハウス　そうなんです。当時はビートたけしさんのオールナイトニッポンを全部聴いてて「お笑いってすげぇな」「たけしさんカッコいいな」って思ってました。

キック　でも、なんでたけしさんのこと好きなのにたけしさんのところに行かなかったの？

ハウス　えっ、いじめが怖そうだから……。

キック　そんなイメージがあったのね（笑）。あれもグループホームみたいなもんだ。

いとう　えらい上下関係があるグループホームだけど（笑）。

キック　その頃って、ダウンタウンさんとかが今はなき「心斎橋筋2丁目劇場」から東京に進出してきた時期だったんで、加賀谷も「行ってみたい！」ってことになって、グループホームにいながら初めてアルバイトをしたそうなんです。某ハンバーガーショップで怒られながら働いて、なんとか10万円くらい貯めて。

いとう　すごいすごい。

キック　2丁目劇場に行くっていう行動力もすごいんですけど、行ったら行ったで、お客さんが全員女の子で超満員だったらしいんですね。

いとう　へー。

キック　そのとき誰がやってたかっていうと、ナインティナインさん。立ち見なら入れるっていうので入ったらしいんですけど、女の子ばっかりの中で立ち見してると、目立つじゃないですか（笑）。

いとう　目立つねぇ。

キック　芸人ってそういうのイジりたいじゃないですか。で、岡村（隆史）さんが「おい、そこの兄ちゃん！」って声かけたらしいんです。「おい、兄ちゃん！　どこから来たんや？」って言われて「何か言わなきゃ」って思ったらしいんですよ。それで、のっしのっしと前に2、3歩進んで「僕は！　東京から！　来ましたー！」……会場ドン引き。

お客さん（笑）

キック　その後は一切声をかけられることもなく。

いとう　ははは（笑）。めんどくさかったんだろうね。

キック　芸人としてはそうですよね。あんま触れちゃいけない人っていうか。でも本人はなんかすごい……

ハウス　「やった〜！」って思って。東京に戻ってきたわけですよ。で、たまたまグループホームの最寄りの本屋さんにオーディション雑誌みたいなのが置いてあったんです。そこに前の事務所が載っていて。

キック　僕ら、今はサンミュージックプロダクションなんですけれども、元々は大川興業で。

ハウス　雑誌に「漫才師募集！」って書いてあったのを見つけて。

いとう　漫才したかったんだ。

ハウス　はい。その日のうちに応募の用紙をバーッて書いて送って。そのあと、簡単なオーディションがあったんですけど、どういうわけか受かってしまって。後日オーディションに合格した人が全員集合したときに初めてキックさんと出会いました。

キック　僕は違う日のオーディションで合格してたんで、そのとき初めて加賀谷に会って。

いとう　加賀谷くんはピン芸人になるつもりはなかったのね？

ハウス　ピンだと何もできないことは予感してました。

お客さん　（笑）

キック　それでも今ちゃんとした漫才やれてるしね。

ハウス　今日もしてやったりましたよ！

初めて病状を知った松本キックさんは……

いとう　キックさんは加賀谷くんを初めて見たときどう思ったの？

キック　……そうですね、そのとき思ったことを率直に言うならば「なんなんだこいつ？」ですね。本当にそわそわ落ち着きがないし、きょろきょろしてて挙動不審にも見えるし。「なんかに追われてるのかな、こいつ」と思って。

いとう　追われてる（笑）。

キック　つねに焦ってるんですよね。汗だくになって。

いとう　そうか。加賀谷くんはどんな印象だった？

ハウス　僕らは年が5つ離れてるんですよ。当時はキックさんが22で僕が17だったので「ああ、オールバックだ！」と。

いとう　なんだよそれ！　年齢関係ないよ（笑）！

ハウス　いや、映画とかVシネ以外で初めて見たから……。

いとう　ああ、そういうことか。大人の髪型だと思ったのね。

キック　まあ、見た目の印象って強いからね。

ハウス　人間的なことはあとあとわかってくるんですけど、でも、キックさんはずっと変わんないですね。

いとう　変わんないって言ったって、加賀谷くんのことがいろいろある中でずっと変わらないの

キック　はほんとに素晴らしいと思うんだけど。
いとう　いやいや、全然そんなことはないんですけれども……。
キック　でもさ、内実がわかったときにさ……まあ、焦ってたってどうしようもないけど、とはいえめちゃめちゃ焦るじゃない？　「どうしたらいいんだろう？」とか「逃げちゃおうか？」とか、そういう風には思わなかったの？
いとう　……そうですね、あんまりそういう風には考えなかったですね。最初に会った頃、加賀谷は病気のことを黙ってたんですよ。
キック　うんうん。
いとう　どういう経緯で事務所に入ったのかってことは黙ってたんです。だから「なんなんだろうな、こいつ」と思いながらもふつうに接してたんですね。でも、先輩に「コーヒー買ってきて」って言われて「はい、コーヒー買ってきました！」って戻ってくると、必ずミルクティーを買ってきてるんです。
ハウス　稽古場にあった自販機のフォーマットがですね、
キック　フォーマットじゃなくてユニマットだろ！
いとう　ユニマットがどうしたの（笑）？
ハウス　コーヒーを頼むと必ずミルクティーが出てくるんですよ。
キック　毎回そういう風に言うんで、こっそり見に行ったんですよ。そしたら思いっきりミルクティーのボタンを押してました。

いとう　押してんじゃねえか。

キック　そういうことがたびたびあるので不思議には思ってましたね。それで、事務所に入って2ヶ月くらいしたときに先輩が加賀谷のカバンを漁ったんです。「持ち物チェックだ～！」みたいな。「どんなもの持ってんだ、おまえ」とか言いながらガサガサやったら、カバンの中から大量のお薬がボトボトッ！って。当時は1ヶ月分くらいの薬を全部持ち歩いてたんですね。それで「なんだこれは？」ってことで、話し合いがもたれて。そのときに「実は中学校のときに声が聞こえて、そのあとは幻覚を見て、グループホームに入って、そっからお笑いの世界に来たんだ」という話を初めてしてくれたんですね。

いとう　そのときは安定剤みたいな薬が出てたのかな。

ハウス　そうですね、メジャー（トランキライザー）を飲んでました。

星野　ああ。メジャーっていうのは、抗精神病薬という種類の薬で、幻覚・妄想といったようなものを抑えるためのお薬ですね。

キック　で、初めてそういう経緯を知ったときも「あっ、そうなのか」ってふつうに受け入れたっていう感じでしたね。

失敗談がネタになった

いとう　これまでキックさんの周りにそういう人がいたわけじゃないいんだよね？

キック　薬飲んでる人はいなかったですね。

いとう　それでも加賀谷くんの話を「ああ、そうなんだ」って聞けたんだ……逆によく知らないから聞けたのかな……。

キック　ほんとにわからなかったから聞けた、っていうのはありますね。ただ、その前に加賀谷という人間を知ってたのも大きかったのかもしれないです。

いとう　ああ。先に人となりを知ってればそうなるか……。

キック　「ああ、そうか。おまえはそういう道のりを歩いてきたんか」と思って。でも、「声が聞こえる」っていうのがどういう状況かわかんないし、グループホームのこととかもわかんないんで「わかんないことはわかんない」ということで、話を聞いていったんですね。

いとう　それでいろいろわかってきたんだ。

キック　そうですね。話の中には、こう言っちゃあれなんですけど、「面白いな」って感じる話も多かったんです。これは病気を茶化すとか症状を揶揄するとかじゃないんですけれども、みなさんにも失敗談ってあるじゃないですか？　で、失敗談って面白かったりするじゃないですか？　それと同じで、加賀谷の失敗談が面白く感じられたんですよ。だから「それをお客さんの前で話してみたらどうだ？」って。

いとう　言ったんだ？　素晴らしいね。

キック　本人も「わかりました」って言ってましたけど、怖かったと思うんですよ。

いとう　加賀谷くんはそのときどういう気持ちだった？

ハウス　怖かったのは怖かったです。不安だったんですけど、自分の失敗談を話してみたら、ほんとに意外だったんですけれども、お客さんがふつうの笑い話を聞いたときと同じように笑ってくれたんですね。それで今までの不安感がサーッとなくなって……。

いとう　それはよかったねえ。

ハウス　はい。それとともに、僕が初めて自分の手というか、自分の意思でつかんだ「お笑い芸人」というものがとても大切なものなんだ、っていう風に思ったんですね。

いとう　人に話して笑われると、自分も解放されるような気持ちになるよね。

ハウス　はい。それはすごいありますね。

キック　あの、芸人ってマイナス面も武器じゃないですか？

いとう　そうだね。

キック　本人がネガティブに捉えていたものも武器になるっていう。

いとう　ツッコミがいると武器になるんだよね。ボケだけだと成立しないけど、ツッコミがいれば成立する。漫才の強みっていうか、コンビの強みってあるじゃない？

キック　そうですね。

いとう　それが漫才のいいところだよ。これ、コントだったらできないよ。ほんとの話はしにくいんだよ、コントは。範囲が狭くなっちゃうよね。やっぱり漫才を選んだのがよかったんだと思うよ。

キック　そうですね。そのときは僕もこの先どうなるのか、っていう予測は全然してなくて、本当に直感というか、肌感覚で「これは面白いな！」って思ったんです。

いとう　たしかに、あんまり聞いたことないよね、加賀谷くんみたいな人がお笑いの世界にいるって。まあ、昔だと、そういう人がいても、そのこと自体はネタにはしないだろうな。「これはただのボケです」みたいにオブラートにくるんでやるとかさ。

ハウス　ああ、そうでしょうね。

いとう　その点、松本ハウスはもうキレキレの感じを出すわけじゃん、本物だから。

キック　はい。「本物」っていうのはよく言われますね（笑）。

断薬そしてスナイパー

いとう　でも、その、なんだろうな……ときには笑いでくるんでいられない状態になっちゃうときもあるよね？

キック　そうですね。ネタがウケるようになって加賀谷の症状もどんどん緩和していったんですけど、今考えるとそこに油断があったと思うんです。

いとう　「油断」ってどういうこと？

ハウス　あのですね、その当時僕が持ってた気持ちのひとつに「できれば薬飲みたくないな」っていうのがかなり強くあったんです。仕事も順調で、調子もよくなってきてたので、もう飲みたくないなと。

キック　90年代は時代的にも根性論がはやってた時代なんで……。

いとう　「おまえがたるんでるから病気になるんだ」とか、そういうことを平気で言う時代だったよね。

ハウス　はい。だからトイレで薬を飲んでましたね。

いとう　隠れて飲んでたんだ。

ハウス　はい。みんなの前で飲むと自分自身が罪悪感に負けてしまうので。で、飲む薬の量も調節しはじめて。もちろん主治医の了解もなしになんですけど。

星野　ああ……。

キック　診察には行ってたわけでしょ？

ハウス　行ってました。

キック　そしたら診察で「お薬飲んでますか？」って訊かれるでしょ？

ハウス　（美声で）「飲んでますよぉ〜っ！」

キック　なんでそんないい声やねん！

いとう　それ、完全にバレてたんじゃないかな。

星野　そういう答え方だと「あっ、嘘だ」とはなりますね。

ハウス　で、勝手に断薬をしたんですよ。

キック　薬を一切飲まないっていう。

いとう　あー、それ、ダメだっていうよね。

ハウス　僕の経験上なんですけれども、断薬をすると、最初の1日か2日はまるで自分がニュートラルであるかのような感じになって、まあ、調子がいいと〝思える〟んですけど、何日か経つと、離脱症状が出るんですね。ズドーンと具合が悪くなって、焦るようにお薬をバーッとかき込むっていうのが具合の悪さを増していったんですね。

いとう　そうかあ。怖いね。でも、真面目に考えればこそやってしまったことなんだもんね。

ハウス　はい。

キック　そんなときに「進め!電波少年インターナショナル」（日本テレビ）の企画で拉致されたんですよ。

いとう　ああ!

キック　でも、あれはね、一応お薬をね……

ハウス　持っていきました。でも、その時期っていうのは、本格的に仕事が忙しくなってきたときなので、具合もどんどん悪くなっていきましたね。

いとう　売れて仕事が入るようになると「ここでがんばらないと!」と思うから無理もせざるをえないよね。

キック　今はもうそういうことはないんですけど、当時は「稼げるときは稼げ!」っていう感じだったんで、本当に1年半くらい休みがなかったんですね。

いとう　うわー、きついねー。

キック　そういう事情も手伝ってしまったのかなっていう。で、最終的には入院になりまして。

ハウス　一番ひどかったときは、誰かに監視されてるんじゃないかっていう気持ちが強かったんですね。僕、マンションの4階に住んでいて、部屋に大きな窓があるんですけど、そこから向かいのビルの屋上のフェンスが見えるんです。それで、あるとき、ふっと窓の外を見たら、ゴルゴ13みたいな黒ずくめのスナイパーがフェンスのところからライフルで僕を狙ってるんですよ。

いとう　最悪だな……。

ハウス　ものすごい怖かったです。

いとう　腰抜かしちゃうくらいの。

ハウス　本当にそうですね。

いとう　やっぱゴルゴとか、前から見て知ってるものが出ちゃうんだな。

ハウス　ああ、そうなのかもしれないですね。そんな中でも仕事には行っていて。

いとう　そうなんだ。

キック　僕がなんにも気づかなかったのか、って訊かれることもあるんですけど、最初はもう全然気づかなかったですね。忙しくて休みもなかったので「疲れてるんだな」くらいにしか思わなくて。

いとう　「疲労だな」ってなっちゃうよね。

キック　楽屋に来るなりいきなりゴロンとなって「ちょっと寝ます」って言われても「おう、今のうちに寝とけよ」みたいな。それでまあ最終的に入院が決まって。最初は拒んでたらしいんですけど、どうしても辛くなってお母さんに連絡したらしいんですね。よく電話してくれたと思いますけど。

ハウス　母親に電話して「ちょっと体の具合が悪いんだ」って言ったら、その日のうちに母親が布団一式を持って僕の部屋に来てくれたんですね。2ヶ月間くらい付き添ってもらったんですけれども、どんどん精神が蝕まれていって……。ただ、僕はどうしても入院したくなかったんです。母親が入院を勧めても「いや、キックさんが待ってるから入院はできないんだ」って突っぱねてたんですね。それはなぜかっていうと、初めて自分の意思で選んだお笑い芸人という職業から離れるのが怖かったんです。だから入院も怖くて。でも、どんどんどんどん弱ってきて、2ヶ月くらいしてから「お母さんの言う通り入院しよう」っていう気持ちになりました。

いとう　相方にはいつ言ったの？

キック　入院を決めてからですね。事後報告です。

いとう　じゃあもう本当にギリギリのところだ。

キック　そうですね。でも入院直前とかは仕事を断ったりしてたんで。

いとう　あっ、断ってたんだ？

キック　結構断りましたね。マネージャーが仕事を持ってきても「あ、ちょっと待ってね」って。加賀谷に「どうする？」って訊くと「や、僕はちょっと……」ってことになるので「ああ、わかったわかった。じゃあやめようよ」って断ったりとか。

いとう いい相方じゃん！

舞台という居場所

キック 入院することになったときは、事務所で話し合いがもたれたんですけど、僕が問いかけたところでなんの反応もないんですよ。

いとう うーん。

キック そうかと思ったら「すみません、すみません」って、なんか一人でブツブツ言ってて。それを見て「しっかり治療受けてほしいな」って本当に思って。ちょっとでもよくなってもらいたいという思いで送り出すことにしたんです。

いとう 星野くん、これって、入院するとどういう治療が待ってるんですか？

星野 うーん、人によるんですけど、基本的には「聞こえる」とか「見える」とかいうことで困っているのであれば、それを抑えるためにお薬の調整をしますね。

いとう 脳の活動が激しすぎて、興奮物質が出ちゃってるから。

星野 そうですね。ドーパミンっていろいろ元気にする神経伝達物質なんですけど、それが働きすぎると頭の中も元気になって、現実にはないことがあるような気がしたり、現実には聞こえない声が聞こえるような気がしちゃうので、初期治療では、そのドーパミンを調整するお薬を使うというのが一般的ですね。

いとう　ドーパミンのお陰でポジティブになれるんだけど、それが行きすぎちゃう場合もあるってことだ。

キック　あの、ちょっと先生にお訊きしたいんですけど、ドーパミンが出てるときって、瞬間的に集中力を発揮できたりするんですかね？

星野　集中力に関しては、またちょっと別かもしれないですね……。

キック　要するに、「本番、よーいスタート！」ってなったら「加賀谷でーす！」って、そこだけはちゃんとできてたんですよ。

星野　やっぱり、プロだっていうことと、さっきおっしゃっていたお笑いの仕事を絶対に失いたくないっていう気持ちがそうさせたのかなと思ったりしますね、お話を聞いてると。

いとう　舞台に上がると「苦しい」とか言ってられない、ってこともあるんじゃない？　舞台では自分が自分じゃなくなっちゃうっていうかさ。俺なんかは、舞台は「違う場所」っていう感覚なんだよね。

ハウス　「違う」っていう感じは僕にもあります。日常ではなくて、仕事の場なので。しかも、自分が自分として存在しているのを認めてもらえる場所ですね、はい。

新薬との出会い、復活へ

いとう　入院することになったとき「やっぱり戻りたい」って思った？

ハウス　戻りたかったですけど、すぐには無理でした。入院は7ヶ月間だったんですけど、退院してしても元気いっぱいなわけではなくて、「飲んでる薬の副作用がしんどいな〜」って感じでしたね。

いとう　重た〜いの？

ハウス　はい。人と話をしていても「こんにちはぁぁぁ」「どうですかぁぁぁ」みたいな、まるでこう、水中で話を聞いているような感じで、リアルに聞こえなくて。それで実家に戻ってずっと静養しましたね。

キック　5、6年くらいはほとんど引きこもりのような生活でした。

ハウス　引きこもりっていっても、調子のいいときは地域のデイ・ケア（P85）には週1日とかで行ってたんです。で、通いはじめて5、6年くらいしてから、同じ統合失調症の患者さんが「加賀谷くん、統合失調症のいい薬が出たみたいだよ」って教えてくれて。

いとう　おお！

ハウス　で、診察のときに思い切って主治医に言ってみたんですよ。「先生、最近出たっていう新薬に変えることはできませんか？」って。そしたらですね、意外なことに「それ、いいかもしれないね」ってことになって。そこから何段階かに分けて移行していったんですね。

星野　元々の薬をゼロにしていきなり新しいのを入れちゃうと、また症状が不安定になってしまうので。

いとう　脳内物質のバランスがガクガクッと変わっちゃうから。

星野　そうなんです。薬って飲んだ次の日から100％効果が出るわけではないので、ちょっとずつ元のお薬を減らしながら、新しいお薬の量を増やしていくっていう感じですね。加賀谷さんが飲むようになったのは、ドーパミンを抑えるんじゃなくて、いい感じの量にするみたいな薬ですよね？　認知機能がすごく曖昧になっちゃう副作用が出にくいってことは。それは合う人と合わない人がいるんですけど、加賀谷さんの場合は……

ハウス　カチッと合いましたね。新しい薬に変えたとき、今までは自分の顔の表面を薄い膜がピターッと覆ってる感じだったんですけど、それがサッと取れて。人とのコミュニケーションもふつうにできるようになって。

キック　「会話がクリアになった」って感じたらしくて。

ハウス　それで「あっ、これは舞台に戻れるかもしれない」っていう気持ちになって。「これからはお笑い芸人に復帰する日のために毎日をがんばって生きよう」みたいなことを思ったんですね。

いとう　それは自分にとってすごくいいことだよね。

ハウス　はい。すごくプラスでしたね。

いとう　それはすぐ相方に伝えたの？

キック　あっ、状況がよくなったってことは聞きましたね。

いとう　「舞台に戻れるかもしれないから待っててくれ」って言った？

ハウス　いや、そこまでは言えなかったです。

いとう　言えないのか……。

キック　僕から「待ってる」って言ったことも一切ないですね。

いとう　ああ、そうなんだ。

ハウス　僕はキックさんに迷惑をかけてしまったっていう気持ちがものすごいあったので、今の自分の状態がたしかなものなのかがすごく心配だったんですね。なので「またコンビ組みたいです」とは思ってるんですけど、そのこと自体は言えなくて。しばらくそういう状態が続いてましたね。

キック　加賀谷は自分に合う薬に巡り合えたことで行動的になって、表に出てこられるようになったんですね。それでウチにも遊びに来るようになったんですけど、そこから復活を決めるまでに3年くらいかかりました。「今日こそキックさんに言おう」と思うんだけど、顔を見ると「やっぱり言えないっ……！」。少女漫画のような感じです。

お客さん　（笑）

キック　で、まあ、最終的に電話がかかってきたんですけれども。

ハウス　「電話じゃないと言えない！」と思って。その時点で入院してから丸10年経ってたんです。電話をかけるときに、それまでのことを思い浮かべたら感極まってしまって、つながった瞬間に「うわーん！」って泣いて。

いとう　いきなり！　もうわけわかんないよね。

キック　なんの気なしに「もしもし？」って出たら「うわーん！」って泣いてるんですよ。もう完全に症状が悪化したって思いましたね。

いとう　ふははは（笑）。

キック　これはとにかく落ち着かせるしかないと思って「どうしたん？　何泣いてるんだよ？」って話を聞いたら「またキックさんとお笑いやりたいんです」って。

いとう　そのときはどう答えたの？

キック　「ちょっと待って」

いとう　冷静（笑）。でもそうだよね。

キック　すぐに「うん」とは言えなかったですね。なんでかっていうと、加賀谷の症状が悪化した原因のひとつがお笑いなので、復帰してまた症状が悪化したら責任が持てないと思ったんです。

いとう　キックくんの責任問題にもなってしまうと。

キック　でも、そのときに責任問題よりも強く感じたのが、加賀谷の「こうしたい」っていう気持ちだったんです。これだけは無下にはできないなと思いながら「ちょっと待ってくれ」と。

いとう　なるほど。

キック　それで1日かけて考えたんですけど、僕、そのときちょうど自分のトークイベントを控えてたんですよ。それで「おまえ、そこに素人として参加してみるか?」って提案したんですね。いきなりプロとして復帰するんじゃなくて、肩慣らしじゃないけど、素人として出てみないかって。そしたら「わかりました、やります」って言って。それでイベントに来たら、もう汗だくになりながら一生懸命お客さんを笑かそうとするんですよ。その姿と汗を見て「あっ、これはもしかしたら自分が間違えてたかもしれない」と。「もし何かあったらそのときまた考えよう」っていうことで、初めてそこで復帰を決めましたね。

ハウス　汗っかきで得しましたよ！

キック　それはただの体質じゃねえか！　いや、でもがんばったらほんとものすごい汗かくんですよ……今日はあんまりかいてないですけど。

ハウス　いや、あの、違うんです。お尻の割れ目とかすごいですよ？

キック　見たくない！

お客さん　（笑）

お笑い芸人が統合失調症だった貴重さ

いとう　今日ここで聞いてる人たちの中にも「ある程度追い詰められたら自分もこうなっちゃうなあ」とか思ってる人がいると思うんですよ。でも、二人の話を聞いて、「ああ、こんな風に復活したのか」「今は新しい薬があるのか」みたいなことがわかったのは本当によかったと思うよ。

トミヤマ　本当ですね。多問多答フェスをやるにあたって、星野さんが「ぜひ松本ハウスのお二人

星野　をお呼びしたい！」と提案してくれました。星野さん、改めていかがでしたか？
やっぱめっちゃ面白いなと思いました！

お客さん　（笑）

キック　今のが薬になるんですよ。

星野　やっぱすげぇ面白いと思ったのが一番ですね。あと『統合失調症がやってきた』という本とは別に、『相方は、統合失調症』（幻冬舎）という本があって、こちらはキックさんのご著書なんですが、こっちがまたいろいろと……

トミヤマ　実は復活後のほうが苦労しているという話で。

星野　とにかくリアルなんですよ。「こういう症状があります」としか書かれてないことが多い専門書や教科書と違って。統合失調症の方とかその関係者が書かれた本って、当事者研究に近いと思うんですけど、こんなに笑える本ってほんとにないんです！　やっぱりお笑い芸人だからだと思うんですけど、結構きついお話をされていても、めちゃくちゃ面白いじゃないですか？　笑えるっていうのはすごいことなんですよ。この多問多答っていうイベントも、要は「楽に話そうよ」みたいなことですけれども。楽に話せる空気の中で、辛い体験が多い疾患の話を聞けたっていうのは、すごい価値のあることだと思いますね。そしてまた、キックさんの存在というのが本当に素晴らしくて。

いとう　そうなんだよね。

星野　「全然そんなことないですよ〜」みたいな感じでお話しされてますけれども、そもそもキックさんは加賀谷さんのご家族ではないじゃないですか？

キック　はい。

星野　精神科病棟に入院すると、基本的にご面会はご家族・ご親族までなんですよ。でも、キックさんのお話を伺って、ご家族とはまた違うけれども、太い絆を持った方っていうのもいるんだなと思いました。近くでずっと支えているというか。

いとう　並走してるっていうか、絶妙な位置どりだよね。

キック　そうですかね。でもまあ、来年あたり違う相方を見つけてるかも。

ハウス　ちょっと待ってくださいよ！　いい話が台無しじゃないですか！

キック　いや、つい……。

星野　「つい」って（笑）。

ハウス　あの、今のくだりがあったからでもないんですけど、なんていうか、四角張った言葉で言いますと……キックさんって、ケツの穴がすっごいでかいんですよ！

キック　いや、そんなに支えようという気持ちがないからなんですよ、逆に。駆け出しの頃から一緒にやってきた仲間がすごい困ってるんだったら、手を差し伸べるのはあたりまえのことだなっていう、ただそれだけのことで。

いとう　ただそれだけって、めちゃくちゃ大変だよね。
星野　大変だと思いますけどね。
キック　だから、僕がこのあと大病に侵されてすごい苦しんだら助けてくれるよね!?
ハウス　……え？
キック　「え？」じゃねぇよ。
ハウス　悪りぃ、悪りぃ。
キック　まあ、これはいつものやり取りなんですけど。
ハウス　今「来たな！　来たな！　来たな！」って思いました。
お客さん　（笑）
いとう　いや、だからさ、統合失調症で芸人になったことがまずすごいんだよ。よくぞなってくれた、っていうのもおかしいけどさ。
星野　僕は大学病院で働いてて、家族教室とかがあるんですけど、ちょっとまあ、形式張った感じになってるんで、そこを二人にぶち壊しに来ていただけたら嬉しいですね……って、いきなりオファーするという（笑）。実は僕自身も看護師さんから相談を受けて家族教室に協力したことがあるんです。普通は疾患の説明などをしますが、僕は「自分らしく生きる」というテーマで、お話のコーナーと、音楽のコーナーを設けました。
いとう　それって今日とほぼ同じじゃないの。

星野　ほんとですね（笑）。その家族教室が終わった後に「久しぶりに明るい気分になった」とか「辛い経験を乗り越えてきている人たちのお話や演奏で勇気づけられた」という感想をもらってとても嬉しかったんです。で、そのときに思ったのは、孤独感がゆるまってほんの少しであっても拠り所ができるのが大事だ、ということです。じんわりと、無意識的に「自分は一人ではない」と感じられるのは、そうでないのと比べて、大きな違いがあると思います。松本ハウスさんの活動は、それを目にする様々な人をじんわりと勇気づけると思うので、ぜひ来ていただきたいんですよ。

いとう　いいじゃないの。それはぜひやってほしいね。

キック　ありがとうございます！　ちょっとギャラが張ってしまうんですけど……。

お客さん　（笑）

星野　あの、ほんとに唯一無二だって思っていたお二人に来ていただいたので。今日は本当にありがとうございます！

ハウス　いえいえ、こちらこそありがとうございました。

キック　ありがとうございました。

お客さん　（拍手）

終わりだけど……疲れてない!!

どしも。

トミヤマ （松本ハウスのお二人を送り出して）ギリギリまで時間を延長してお話ししていただきましたけれども。

いとう ありがたかったね。

星野 ええ。キックさんは「いやいや僕なんて」みたいな感じでしたけど、『相方は、統合失調症』を読んだらほんとに「すげぇな」って思いますよ。

トミヤマ 特殊な能力をお持ちですよね。相方のそばにただ「いる」っていうのが実はすごいことなんだなと。「いること」のプロみたいな感じです。

星野 「いること」って本当に難しいなっていう。

トミヤマ 『ラブという薬』とやや通底するところもあるというか。

いとう そうそうそう。今日は統合失調症のネタをやってもらったけど、次があれば、統合失調症のネタとふつうのネタ、両方やってもらうのがいいね。芸人にとってそれはすごく嬉しいことだと思う。

第1部も第2部もこんなにたくさんの人が来てくれて……うん、なかなかないことですよ。

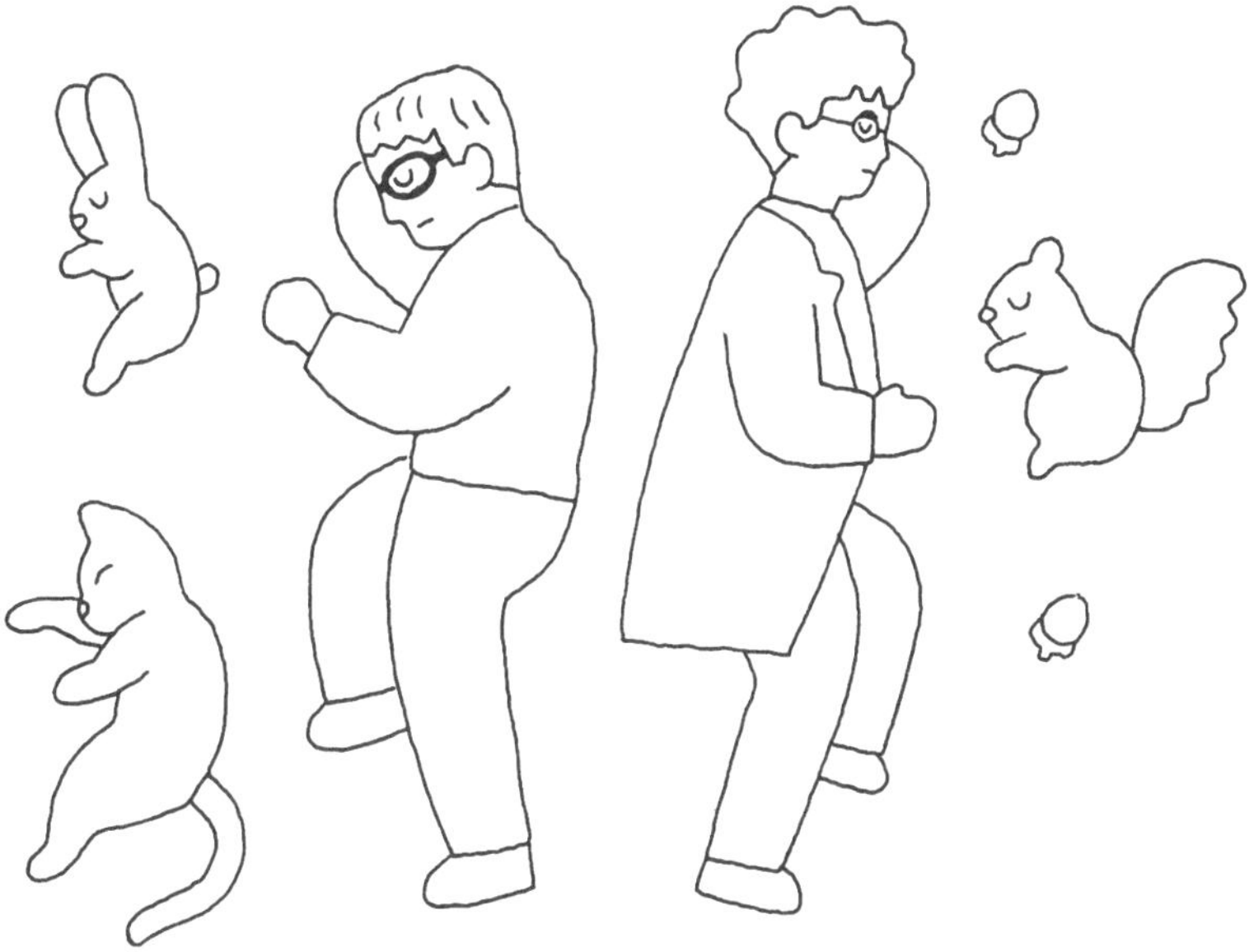

お客さん　（拍手）

いとう　まあ、「フェスやったら面白いぞ」って言ったのは俺ですけど、思いのほか疲れなかったなって思って……。

トミヤマ　本当ですか？

いとう　うん。なんなら俺たちのフリートーク短かったな、っていう。もっとダラダラダラダラ……みんなが呆れて「フワ〜」ってあくびが出るくらい喋るイメージだったから。次のフェスはそういうのにするわ！

お客さん　（笑）

星野　お客さんの疲れが見たいっていう。

いとう　見たいよ。疲れたら各自もぐもぐタイムに入ってくれればいいしさ。そういうのをやりたいですね。

星野　いいですね（笑）。今日はありがとうございました！

お客さん　（拍手）

一休み5

どうか失敗してください

（キック）最近は作ったネタをやっていない。やっているのは打ち合わせも一切なし、お互い舞台に上がるまでどんな話題をネタにするのかまったくわからない、純度100%の即興ネタだ。

毎月出演しているお笑いライブ『V1クライマックス』。ある日、俺が突然言い出した。

「とりあえず今日は、なんも決めずに出てみよっか」

「え？　ネタ、ないんですか!?」

予想通りの加賀谷の反応。

「もう作らんでもええかなと思って。客前に出てやりながら作ろっか」

「はい！」

予想を上回る加賀谷の答え。

ほんまかよ！　普通の芸人なら不安から安易にOKできない内容。バカなのか天才なのか、加賀谷は即答の二つ返事だった。

長期療養から復帰したときはうまくいかず試行錯誤の連続だった。ネタ中に加賀谷が止まってしまい、笑いにきたお客さんが心配して帰ったということもあった。

当時の加賀谷はミスすることを極端に恐れていた。セリフを間違える、飛ばしてしまう。それはあってはならないものだと思い込み、がんじがらめになっていた。

失敗はしたくないもの。できれば遠ざけたいもの、怖いもの。その思考は理解できるが、そこをなんとかしたいと俺は考えた。そうだ！　もっともっと、逆に失敗をしてもらおう。俺は加賀谷に失敗することへの免疫をつけさせることにした。

そうは言っても簡単に殻は破れない。小さなプライドも邪魔をする。

「間違えてもええから」「忘れたら忘れたでおもろいよ」

失敗してもいいんだということを説いていき、最後には、

「頼む、どうか失敗してください」

と、土下座までして頼み込んでいた。

そういった取り組みが3年くらい続いた。失敗する自分もありなんだと、今の自分を受け入れたところから加賀谷は変わりはじめた。できる幅が増え、同時に笑いも増えていった。

長年隣にいてわかることだが、加賀谷の笑いの幅は今のほうが広がっている。切れ味が鈍るときもあるが、その鈍さも持ち味にできているのだ。

いとう・星野対談

於・渋谷の喫茶店

その5

これからも、気が合う「きょん」たちと

いとう　……これ、たまたま本になって、ここで終わってるだけだから。俺たちの運動みたいなものが終わってる感じは全然しないわけ。
星野　はい。
いとう　だって星野くんはイベントで野菜を売りたいとか言ってたでしょ。
星野　そうなんですよ。
いとう　まだ野菜を売るところまでいってないもんね。
星野　近いところまではいきましたけどね（笑）。
いとう　種は配ったよ、俺。
星野　僕も醤油を持って行ったりしました。
いとう　そうだったね。
星野　多問多答に来てたお客さんが、僕の出ている別のイベントにも来てくれて「多問多答はもうやらないのか？」って、せっついてくるんですよ。

いとう　ふはは（笑）。

星野　「あの場所が必要です」みたいなことを言ってくれて。

いとう　それはありがたいねえ。ただ、そういうことを言われたときに、責任を感じすぎると、カルト化していっちゃうんだよね。だから俺はね、たとえ1000人集まったとしてものんびりやる。カルト化しないように、肩の力をどれだけ抜けるかっていうのが大事。

星野　オープンダイアローグ（P69）のキーワードのひとつに「ポリフォニー」っていうのがあるんです。もともとは、ロシアの文芸批評家であるミハエル・バフチンが提唱したんですけど。

いとう　バフチンはドストエフスキーの小説を使ってポリフォニーについて語ってるね。

星野　オープンダイアローグにおけるポリフォニーっていうのは、みんなで話をする中でいろんな人の声が立ち上がっていき、それを聞いているうちに自分の中でもいろんな声が立ち上がるっていう状態なんですね。要はいろんな声があるってことで、調和をとろうとすると、ポリフォニーじゃなくなっちゃうんですよ。今、せいこうさんがおっしゃった、カルト化するみたいなことです。調和をとろうとすると、削られていってしまう声や意識が、やっぱりある。ただですね、

「みんなちがってみんないい」みたいな言葉にも、僕自身はすごく違和感があって……あれはあれでカルトっぽさを感じちゃうんですよね。「みんなちがう」までは悪くないと思うんですけど「みんないい」と続くと、それでまとめてるっていうか、「これはいいことなんだぞ」って上から評価を与える感じになるのが……。

いとう まとめなくていいのにねえ。

星野 なんか、多様性って言われるじゃないですか。もちろんこれからの社会に必要な多様性もあるとは思うんですけど、

いとう 人とおーんなじこと考えている人も、いていいんだよね。

星野 そうなんですよ。がんばって足並みを揃える必要もなければ、多様でなければと必死になる必要もない。でも「人それぞれ」って言われても不安を抱く人が多い気がするんですよ。こういう本を読んでも「何かしなきゃ、変えなきゃ」みたいに思おうとしたり。

いとう それはこの本に一番必要ない考え方だよ。これは、読者が何かを勝手に得たり得なかったりする本だから。

星野 そうですよね。

いとう こっちは相当のんびりしてるもん。

星野　なんだかよくわからないけど居心地がよいイベント、って思ってもらえるのが嬉しいですね、僕は。

いとう　このイベント自体が『ナポレオン戦記』（P173）だからね。

星野　そうですね（笑）。

いとう　もちろん、人を集めてイベントをやるんだから、なんとなくの方向性はあるよ？　でも、俺たちの知らない方向に勝手に進んでいくやつもいるわけじゃん。

星野　途中でサウナ行った人もいましたからね。

いとう　ははは（笑）。でも大事だよ、そういうの。たとえばライブで、まだインディーズなのに、決まったところで客に手を上げさせるやつらがいるけど、なんか違和感あるじゃん。なんにもやらせないほうがほっとするね、俺なんかは。

星野　やっぱり人それぞれっていうのがいいですね。勝手な感じと言うか。

いとう　その勝手な感じを俺らは今青山ブックセンターでやらせてもらってるわけだけど、これからは豊島区の畑集合とかさ、そういうのもいいよね。

星野　いいですね。

いとう　畑の中でちっちゃいマイク使って話してると、近くに座り込んでる人もいれば、向こうのほうをのんびり歩いている人もいる、くらいが俺の理想だね。

星野　そうですね。

いとう　この本だって、1冊読み通せばいいってもんじゃないでしょ、っていう。急に読んだり、すぐ読みさしたり。そういうふうにしてもらえるといいね。その日たまたま開いたところにグッとくるものがあればそれでいい。読んでるほうの感度次第でいいんだよ。

星野　というか、この本、何かを得るために読んだら、たぶん失望しますよ。

いとう　ふははは（笑）。

星野　もしこれがオンラインサロンだとしたら、

いとう　炎上ですよ、炎上。とにかくね、「いる」ってことが大事ですから。みんなでなんとなく集まりました、みんなの時間が少し重なりました、みたいなイベントなの。本になるとまとまった感じが出ちゃうから、今ここでほぐしてるけどね。ここでほぐしてもしょうがないんだけど（笑）。

星野　最後の最後でほぐしだす（笑）。

いとう　まえがきに書いておけって話だよね。でもさ、あとから気づいたっていいじゃん。それはそれだよ。なんかさ、そうしなきゃいけないってことじゃないんだけど、人生やりづらいなあって思ってる人たちにとって、心のマッサージになればいいなと思う。肩凝ってる人にさ、「大丈夫？」とか言ってほぐしてあげてるときあるじゃん。あれってさ、なんとなく自分が凝りがちなところを狙ったりするよね。相手のためでもあり、自分のことでもあるというか。「お互いにほぐれるといいですよね」っていうさ。これってそういう本だよ。

星野　僕、同じことを診療でも感じてますよ。ちょっと前に大学病院に異動して「大変だ大変だ」って言ってたじゃないですか。診察室でも気づいたら付き合いの長い患者さんにちょっと愚痴ったりとかして。昔はそういうことはすべきじゃない、って思っていたので、僕もしてなかったんですけど、最近は素直に話をしたほうが関係がやわらかくなるっていうか、ほぐれる感じがするなと思って。メソッド的に自分の何かを吐露するってわけじゃなくて、気づいたらちょっと話してた、みたいな。一応、医者と患者の関係なんですけど、それが数分間だけ反転するような感覚があって、

いとう　どっちが上ってことでもなくなる。

星野　フラットになる感じがあるんですよ。それがとてもよくて。

いとう　それが自由ってことだから。それで『自由というサプリ』っていうタイトルもつけたしね。凝り固まった考え方なり関係性を1回ほぐして、そこから何か出てきたらそれはそれでいいし。昔の言葉で言うと「一里塚」だね。ちょっとず

つやっていく。ゴールなんて、あるのかないのかわからない。でも、ちょっとは進んでるわけよ、このナポレオン戦記の軍団は。

星野　そうですね。

いとう　今、たまたま生きていて、こうして集まれる人たちによって偶然的にできていくものをすごく大事にしながらやっていければいいかなあ、っていう。実はこの現象って誰も名付けていない、謎の現象なんだよ。俺はそういう新しいことに異常な敏感さを持った獣だから「ガウガウ！」ってことになって「よし、とにかく広げるだけ広げてみよう」って思うわけ。どうなるんだろうっていう興味があるの。だって、おかしいでしょ、このイベント。

星野　おかしいのかもしれない（笑）。

いとう　なんで毎回満員御礼になるんだっていう。ひょっとしたらさあ、絵馬を納めるみたいな気持ちなんじゃない？「幸せになりますように」とか書いて、パンパンってやって帰る、みたいな。そろそろお正月だなーっていう気持ちになって、みんな来てくれてるんじゃないの？お参り感覚だよ。

星野　たしかにネガティヴな場所ではないですよね。

いとう　邪気がないんだと思うよ。あそこに行くと何か売りつけられるぞ、とかさ、そういうわけでもないし、変にこうしろああしろ言われるわけでもないし、出て

行きたければ勝手に出て行ってもいいし。ということは、逆に言うと、今って
どんだけ邪気のある世の中なんだっていう話だよ。もうさ、世の中にのんびり
できる場所がないんでしょ、連中は。

星野 連中（笑）。

いとう 「きょん」みたいな連中が困ってんじゃないの？

星野 きょんってなんですか？

いとう 犬ぐらいの大きさの鹿みたいな生き物がいるのよ。それが大量発生してて、ニュースの見出しに「赤身がうまい」とか書いてある。食えとばかりに。ひどいよね。きょんだってさ、そんなこと言われたくないじゃん。

星野 きょんからすれば辛い話ですよね。

いとう だからね、せめて人間界のきょんたちには「よければ、こっちくれば？」っていう気持ちなの。別に大したことやらないけどね。

星野 「赤身うまい」とか言わないからね、って。

いとう 言わない言わない。ぜったい食わないって約束するし。

星野 のんびりできるよっていう。

いとう そうそうそう。「仲間のきょんもあとから来るんじゃない？」みたいな。

続・ラブという薬

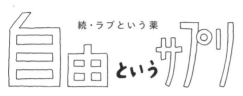

自由というサプリ

2020年4月1日 初版第1刷発行

著　者　いとうせいこう、星野概念
構　成　トミヤマユキコ
ブックデザイン　吉岡秀典（セプテンバーカウボーイ）
イラスト　朝野ペコ
編　集　加藤基

発行者　孫家邦
発行所　株式会社リトルモア
〒151-0051
東京都渋谷区千駄ヶ谷3-56-6
Tel.03-3401-1042
Fax.03-3401-1052
www.littlemore.co.jp

印刷・製本所　中央精版印刷株式会社

ISBN978-4-89815-518-9 C0095

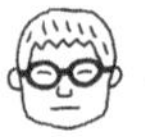

君が醜いとき　君は怒りを押し隠している／君が美しいのは　怒りとつながっているときだ

いとうせいこう

1961年、東京都生まれ。編集者を経て、作家、クリエーターとして、活字・映像・音楽・舞台など、多方面で活躍。『ボタニカル・ライフ―植物生活―』で第15回講談社エッセイ賞受賞。『想像ラジオ』が三島賞、芥川賞候補となり、第35回野間文芸新人賞を受賞。他の著書に『ノーライフキング』『鼻に挟み撃ち』『我々の恋愛』『どんぶらこ』『「国境なき医師団」を見に行く』『小説禁止令に賛同する』『今夜、笑いの数を数えましょう』『「国境なき医師団」になろう！』など。最近ではダブポエトリーユニット「いとうせいこう is the poet」の活動も。吹き出しはライブでよく読む自作詩。

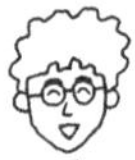

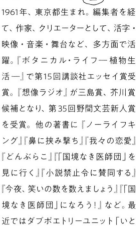

星野概念《ほしのがいねん》

精神科医・ミュージシャンなど。雑誌「BRUTUS」「ELLE gourmet」「群像」、web「みんなのミシマガジン」「cakes」で連載中。音楽活動は、コーラスグループ星野概念実験室、ユニットJOYZ、タマ伸也氏（ポカスカジャン）とのユニット「肯定s」の他、□□□《クチロロ》のサポートギターなども。

トミヤマユキコ

1979年生まれ。ライタ　、東北芸術工科大学芸術学部講師。ライターとして日本の文芸、マンガ、フードカルチャー、ファッション等について幅広く執筆するかたわら、大学ではマンガ研究者として「少女マンガが女性労働をどのように描いてきたか？」を調査・研究している。著書に『夫婦ってなんだ？』（筑摩書房）『40歳までにオシャレになりたい！』（扶桑社）『大学1年生の歩き方』（共著、左右社）『パンケーキ・ノート』（リトルモア）がある。